Homöopathie für alle Tage

Allgemeinerkrankungen, Frauen- und
Kinderkrankheiten, Notfälle

Von Dr. med. David M. Gemmell
und Dr. med. Winfried Haeusler

Deutscher
Taschenbuch
Verlag

dtv

Anschrift des Herausgebers:
Dr. med. Winfried Haeusler
Stielerstraße 9
80336 München

Wichtiger Hinweis:
Die diesem Buch zugrunde liegenden medizinischen Forschungsergebnisse und die ärztlichen Empfehlungen entsprechen dem Stand der Wissenschaft bei Fertigstellung des Buches. Da sich die medizinische Wissenschaft ständig weiterentwickelt, können zukünftige neue Erkenntnisse der Forschung nicht ausgeschlossen werden. Generell muß die ärztliche Empfehlung vor einer Selbstbehandlung stehen.

Ungekürzte Ausgabe
Juli 1996
Deutscher Taschenbuch Verlag GmbH & Co. KG, München

ISBN 3-89373-205-5
Umschlaggestaltung: Klaus Meyer
Umschlagphoto: Wilfried Petzi
Satz: Design Typo Print GmbH, Ismaning
Gesetzt aus der Times New Roman 10,8/13 (QuarkXPress 3.31 Mac)
Druck und Bindung: C. H. Beck'sche Buchdruckerei, Nördlingen
Gedruckt auf säurefreiem, chlorfrei gebleichtem Papier
Printed in Germany · ISBN 3-423-36015-1

Inhalt

Zu diesem Buch

Immer mehr Menschen nehmen die schweren schädigenden Nebenwirkungen vieler moderner Arzneimittel besorgt zur Kenntnis. Auch die Suchtprobleme, die im Zusammenhang mit der Verordnung von Beruhigungs- und Schmerzmitteln entstanden sind, geben Anlaß zu großer Sorge. Es gibt kaum einen Menschen, der nicht in irgendeiner Weise einmal mit diesen Problemen in Berührung gekommen ist.

Die Art und Weise, wie immer wiederkehrende Krankheiten des Hals-Nasen-Ohrenbereichs und der tiefen Atemwege bei Kindern in steter Gleichförmigkeit mit starken Antibiotika behandelt werden, beunruhigt viele Eltern. Katarrhe werden mit Hilfe von Medikamenten »ausgetrocknet«, die häufig gleichzeitig Hyperaktivität und Schlaflosigkeit verursachen. Eine beträchtliche Anzahl älterer Männer findet sich in der mißlichen Lage, ihren symptomarmen Bluthochdruck gegen ein Leben mit kalten Händen und Füßen oder Impotenz eingetauscht zu haben. Andere wiederum haben eine rasche Linderung ihrer rheumatischen Beschwerden mit schweren Verdauungsstörungen und in manchen Fällen sogar mit Geschwürbildungen und Blutungen bezahlt.

Im Zusammenhang mit all diesen Problemen steht das weitverbreitete Gefühl, sich den »Experten« ausgeliefert zu haben und selber nicht mehr am Heilungsprozeß beteiligt zu sein.

Fraglos hat sich die Entwicklung der modernen naturwissenschaftlichen Medizin insbesondere auch im Bereich der Chirurgie für Millionen von Menschen segensreich ausgewirkt. Doch eine übermäßige, einseitige Inanspruchnahme der herkömmlichen Medizin führte zu einer Entfremdung zwischen Patienten und Ärzten, die ihrerseits durch überzogene Ansprüche der Patienten förmlich überwältigt wurden. Nicht zuletzt darauf ist die heutzutage viel zu häufige Verabreichung chemischer Medikamente zurückzuführen. Viele Menschen werden sich der Tatsache wieder bewußt, daß sie für sich und ihre Familie Verantwortung übernehmen müssen, wenn sie gesund sein wollen.

Wer gesund werden und bleiben will, sollte zunächst auf vernünftige Ernährung und ausreichend Bewegung, Ruhe und Entspannung achten. Die individuelle geistig-seelische Reifung darf als das gesamte Leben durchziehender Prozeß nicht vernachlässigt werden. Auf jeden Mißbrauch von Alkohol, Nikotin und anderen abhängig machenden Drogen ist zu verzichten. Zum Gesundwerden und -bleiben gehört aber auch, zu verstehen und zu akzeptieren, daß ein gewisses Maß an Kranksein unvermeidlich zum Leben selbst gehört. Krankheit zeigt oft einen allgemeinen Mangel an Harmonie im Dasein des einzelnen an.

Die Harmonie kann durch eine kurz- oder langfristige Korrektur der Lebensweise und durch den Einsatz verschiedener sanfter, ungefährlicher Heilverfahren wiederhergestellt werden. An diesem Punkt kommen wir auf die homöopathische Medizin zu sprechen.

Homöopathie wirkt auf verschiedenen Ebenen. Sie kann bei geringfügigen oder kurzfristigen gesundheitlichen Störungen auch von Menschen eingesetzt werden, die über ein begrenztes homöopathisches Wissen verfügen. Auf der anspruchsvollsten Stufe wirkt sie auf den ganzen Menschen und erfordert die umfassenden Kenntnisse und die Erfahrung eines »klassisch-homöopathisch«, d.h. streng nach den Weisungen Samuel Hahnemanns behandelnden Arztes.

Die Homöopathie ist eine ungefährliche, kostengünstige und häufig sehr rasch wirkende Heilmethode, die für sich allein oder in manchen Fällen auch in Verbindung mit schulmedizinischen Verfahren eingesetzt werden kann.

Dieses Buch wurde mit der Absicht geschrieben, Ihnen und Ihrer Familie eine sichere Anwendung der Homöopathie zu Hause zu ermöglichen. Die besprochenen Krankheitsbilder können vom Leser behandelt werden. Die Fälle, in denen ärztlicher Rat sofort oder zu einem späteren Zeitpunkt unerläßlich ist, sind deutlich herausgehoben. Wenn Sie dieses Buch, wie beabsichtigt, bei kleineren gesundheitlichen Alltagsproblemen zu Rate ziehen, werden Sie merken, daß Sie Ihren Arzt seltener in Anspruch nehmen müssen.

Natürlich ist es wichtig, daß Sie nach wie vor einen Hausarzt haben, denn über kurz oder lang brauchen Sie vielleicht ärztliche Hilfe – sei es in Form eines chirurgischen Eingriffs, im Zusammenhang mit einem Unfall oder einer längerfristigen Pflege. Sorgen Sie dafür, daß Ihr Allgemeinarzt Ihnen wie bisher mit Sympathie und Anteilnahme begegnet, indem Sie ihn nicht um jeden Preis von den Vorzügen der Homöopathie zu überzeugen versuchen. Homöopathische Ärzte haben stets im traditionellen ethischen Rahmen des Arztberufs gearbeitet. Durch undiplomatische Patienten bei den allopathischen Kollegen hervorgerufene Reaktionen gaben jedoch oft Anlaß zu einiger Verärgerung. (Die bisher an unseren Universitäten gelehrte Denkweise erkennt praktisch ausschließlich den allopathischen Standpunkt an, demzufolge »Gegensätzliches durch Gegensätzliches geheilt« wird.)

In letzter Zeit stehen viele Ärzte der Homöopathie wesentlich aufgeschlossener gegenüber, und es wäre schade, gerade sie durch allzu überschwengliche Begeisterung für die Homöopathie oder durch unrealistische Erwartungen zu verstimmen.

Schließlich sei darauf hingewiesen, daß im weiteren Text vom »Arzt« oder dem »Homöopathen« in der männlichen Einzahl gesprochen wird. Dies geschieht der Einfachheit halber und hat keine weiteren Implikationen.

Was ist Homöopathie?

Die Homöopathie ist ein System medikamentöser Behandlung, in dem Arzneimittel nach dem Grundsatz »Ähnliches werde durch Ähnliches geheilt« eingesetzt werden.

Dieses Prinzip wurde als Theorie und therapeutischer Weg bereit in Hindu-Schriften gelehrt, die über 3000 Jahre alt sind. Es findet sich in den Schriften des Hippokrates im antiken Griechenland wie auch bei Galen im Rom des zweiten Jahrhunderts nach Christus. Paracelsus, jener berühmte Arzt und Alchimist des 16. Jahrhunderts, praktizierte nach diesem Leitsatz. Im Verlauf dieser langen geschichtlichen Zeitspanne hat sich, was die jeweiligen Anwendungsweisen betrifft, einiges verändert, doch ist das Prinzip stets dasselbe geblieben.

Es beruht auf der Beobachtung, daß Substanzen, die imstande sind, Symptome hervorzurufen, diese auch heilen können. Die Homöopathie versucht, die Symptome eines kranken Menschen mit der Beschreibung der toxischen (= giftigen) Effekte einer bestimmten Substanz in Übereinstimmung zu bringen. Die gleiche Substanz kann dann in hochverdünnter und potenzierter Form als wirksames, sicheres Heilmittel beim Kranken eingesetzt werden.

Der Grundsatz der Homöopathie ist um das Jahr 1800 von dem deutschen Arzt Samuel Hahnemann wiederentdeckt worden. Hahnemann war einer der ersten Ärzte, der die Medizin seiner Zeit wirklich erforschte. Dabei setzte er sich selbst, seine Familie und seine Schüler als Versuchspersonen ein. Aus seiner Arbeit gingen die folgenden Tatsachen hervor:

- Überdosierungen von gängigen Arzneisubstanzen der damaligen Zeit riefen Nebenwirkungen hervor, die als bestimmte Vergiftungsmuster erkannt werden konnten.
- Patienten, die individuell auf Krankheiten reagierten, brachten auch ganz bestimmte Krankheitsmuster hervor.
- In vielen Fällen konnte das individuelle Krankheitsmuster des Patienten mit dem Muster, das Arzneimittelüberdosierungen hervorriefen, in Übereinstimmung gebracht werden.

Der nächste Schritt bestand darin, den Patienten mit dem genau passenden Arzneimittel zu behandeln und die Häufigkeit der Behandlungserfolge zu notieren. Aufgrund der hohen Dosierung, die man damals für notwendig hielt, verschlimmerte sich häufig der Zustand der Patienten, ehe sich Besserung einstellte. Daher ging Hahnemann dazu über, seine Mittel schrittweise mit einer Lösung aus Alkohol und Wasser zu verdünnen und diese zwischen jedem Verdünnungsschritt kräftig zu verschütteln. Er entdeckte, daß die so behandelten Mittel genauso wirksam wie die konzentrierten Präparate waren, ohne jedoch giftig zu sein. Hahnemann stellte auch fest, daß diese Zubereitungen über Jahre arzneilich wirksam blieben.

Hahnemann experimentierte mit den Wirkungen vieler Arzneimittel seiner Zeit, wie z.B. der Chinarinde, entdeckte jedoch auch die bis dahin unbekannten arzneilichen Eigenschaften vieler Substanzen wie Gold und Silber. Seine Nachfolger fuhren fort, viele weitere Substanzen zu erforschen. Inzwischen werden in der Homöopathie fast 3 000 Mittel verwendet. Dieses Buch befaßt sich allerdings mit nur rund 130 Mitteln, mit denen die meisten der geläufigsten Krankheiten behandelt werden können.

Auch in der konventionellen Medizin finden sich viele Beispiele des homöopathischen Behandlungsprinzips. Im allgemeinen bleiben sie sowohl von den Patienten als auch von den behandelnden allopathischen Ärzten gleichermaßen unerkannt. So kann eine Überdosierung von Röntgenstrahlen bestimmte Krebsformen hervorrufen, während vorsichtig dosierte Röntgenbestrahlungen bestimmte Krebsformen zu heilen vermögen. Amphetamine, die normalerweise nervöse Erregbarkeit und körperliche Überaktivität auslösen, können auf hyperaktive Kinder stark beruhigend wirken. Ein weiteres Beispiel ist die Verwendung von Impfstoffen zur Immunisierung gegen Infektionskrankheiten.

Der Gebrauch dieses Buches

1. Schlagen Sie unter dem passenden Abschnitt nach (z.B. »Das Neugeborene«, Seite 84, oder »Der Säugling«, Seite 88) oder suchen Sie das jeweilige Stichwort im Register.
2. Suchen Sie die angegebene Seite und lesen Sie die allgemeinen Informationen.
3. Schauen Sie unter der Kurzbeschreibung der Krankheitszeichen (Symptome) nach.

4. Vergleichen Sie diese Beschreibungen mit den Symptomen des Patienten und wählen Sie diejenige mit der größten Ähnlichkeit aus.
5. Rechts von der gewählten Symptombeschreibung findet sich der Name des Mittels, zusammen mit der empfohlenen Potenz und der Dosierung.

Die Wahl der Symptome

Beim Gebrauch dieses Buches werden Sie merken, daß die homöopathische Medizin darauf abzielt, den Patienten sowohl als Individuum als auch als Ganzes zu behandeln. Was das Individuum kennzeichnet, ist das ihm eigene »Symptomenbild«. Die Faktoren, die dieses Symptomenbild einzigartig machen, sind beispielsweise die individuellen Reaktionen auf das Wetter und die Jahreszeiten, die Befindlichkeit zu bestimmten Tageszeiten oder auch der Einfluß von Bewegung und Ruhe. Auch Charakter und seelische Verfassung des einzelnen sind höchst bedeutend.

Das homöopathische Mittel

Manche Mittel werden für unterschiedliche und scheinbar nicht miteinander zusammenhängende Zustände empfohlen. Der Grund hierfür liegt darin, daß diese homöopathischen Arzneien die Lebensvorgänge in allen Bereichen des Organismus beeinflussen und deswegen für die Behandlung einer Vielzahl verschiedener Störungen in Frage kommen. Anders ausgedrückt: Diese Hauptmittel sind Heilmittel für den ganzen Menschen.

Während es grundsätzlich wichtig ist, alle Symptome des Patienten zu berücksichtigen, ist dies in der Praxis nicht immer möglich. Der Zweck dieses Buches ist, Ihnen zu zeigen, wie Sie selbst bei einer begrenzten Sicht des Patienten ein wirksames Mittel finden können.

Homöopathische Mittel liegen in Form von Tabletten, Kügelchen (Globuli), Pulver und Tropfen vor. Die festen Zubereitungsformen bestehen aus Milchzucker, der mit dem betreffenden flüssigen homöopathischen Mittel behandelt wurde. Die jeweilige Zubereitungsform spielt keine wesentliche Rolle.

Die meisten Apotheken halten überwiegend Tabletten bereit. Während Globuli und Tabletten sich für größere Kinder und Erwachsene gleichgut eignen, ist bei Kleinkindern die Pulverform oft vorzuziehen. Sollte ein Mittel als Pulver nicht vorrätig sein, kann man eine Tablette oder ein paar Kügelchen zwischen zwei sauberen trockenen Teelöffeln zerstoßen. Man kann Tabletten oder Globuli auch in Wasser aufgelöst verabreichen (mit einem Holz- oder Plastiklöffel kräftig umrühren). Die Lösung sollte dann in entsprechenden Abständen schluckweise zu trinken gegeben werden, aber circa eine Minute im Mund bleiben. Vor jeder Gabe sollte sie nochmals kräftig aufgerührt werden.

Bestimmte homöopathische Mittel werden auch in Form von Salben eingesetzt, die in Apotheken erhältlich sind. Manche dieser Mittel finden auch als Tinkturen Verwendung, die in Wasser verdünnt werden.

Nehmen Sie keine zusätzlichen homöopathischen Mittel ein, wenn Sie bereits in homöopathischer Behandlung sind.

Da homöopathische Arzneien in ganz bestimmten Wechselbeziehungen zueinander stehen und sich nicht selten schlecht vertragen, können Selbstbehandlungsversuche während einer bereits laufenden homöopathischen Therapie deren Erfolg ernsthaft gefährden. Im Zweifelsfall sollten Sie stets mit Ihrem homöopathischen Arzt Rücksprache halten.

Die Dosierung

In der Homöopathie kann es kein Dogma über Dosierung und Verordnungsmethoden geben. Diese werden jedem einzelnen Patienten und dessen Symptomen angepaßt. Wechseln die Symptome, sind neue Anpassungen erforderlich.

Die Einzelgabe eines Mittels besteht aus einer Tablette, einer Messerspitze Pulver, drei Globuli oder fünf bis zehn Tropfen. Entgegen einer weitverbreiteten Ansicht gibt es keine grundsätzlichen Unterschiede bei der Dosierung für Kinder oder Erwachsene. Es kommt darauf an, das passende Mittel zu geben. Wenn das Mittel stimmt, wirken zwei Tabletten nicht stärker als eine. Flüssige Arzneien sollten übrigens direkt aus dem Fläschchen auf die Zunge geträufelt werden, jedenfalls nicht mit Metall in Berührung kommen. Wenn nötig, können Sie einen Plastiklöffel benutzen.

Die weitere Dosierung

Es können einige Gaben des Mittels erforderlich sein, ehe eine Besserung einsetzt. Das Dosierungs-Schema, das unter dem jeweiligen Mittel angegeben ist, zeigt den wahrscheinlich erforderlichen Zeitraum an. Doch sollten Sie bedenken, daß jeder Fall anders geartet ist. Beachten Sie also jeweils die Reaktion des Patienten und entscheiden Sie dann, ob eine weitere Gabe sinnvoll ist.

In ganz akuten Fällen kann man die Mittel alle zehn Minuten verabreichen. Meist gibt man ein Mittel aber zwei-, drei- oder viermal am Tag.

> In jedem Fall sollte das Mittel abgesetzt werden, sobald es zu einer Besserung kommt.

Fährt man zu lange mit der Gabe der Arznei fort, kann es zu einem Wiederauftreten der ursprünglichen Symptome oder zu einem Auftreten von neuen Symptomen kommen. In solchen Fällen wird das Mittel abgesetzt und gewartet, bis die neuen Symptome abklingen, um die Situation dann erneut einzuschätzen.

Da jeder Patient anders ist, gibt es keine feste Richtlinie, nach der man die Einnahmedauer eines Mittels festlegen kann. Meist erfordern lange bestehende Krankheiten eine längere Behandlung, während der Patient bei akuten Zuständen rasch auf die Medikamente anspricht – doch auch hier gibt es Ausnahmen. Wenn eine Reaktion ausbleibt, obwohl die empfohlene Dosierung genau eingehalten wurde, handelt es sich wahrscheinlich um das falsche Mittel. Dieses muß dann auch abgesetzt werden. Lesen Sie die Beschreibung der Symptome noch einmal und achten Sie darauf, ob beim Patienten in der Zwischenzeit irgendwelche Veränderungen der Symptome oder neue Symptome aufgetreten sind. Trifft dies zu, wird eine neue Arznei gewählt, die den jetzt aktuellen Symptomen entspricht.

Wenn die ursprünglichen Symptome sich nach der Einnahme des Mittels verschlechtern, setzt man das Mittel ab. Es handelt sich in den meisten Fällen um das, was Homöopathen eine »Erstverschlimmerung« nennen. Sie ist im allgemeinen ein gutes Zeichen. Die betreffende Störung wird sich wahrscheinlich von selbst, also ohne weitere Behandlung bessern. Sollten die gleichen Symptome später noch einmal auftreten, kann man die gleiche Arznei wieder, jedoch weniger häufig als zuvor einnehmen.

Falls es dem Patienten auch nach dem zweiten ausgewählten Mittel nicht besser geht, sollte man auf keinen Fall mit der Behandlung fortfahren. Das Wohlergehen des Patienten ist das Wichtigste, und es geht keineswegs darum, irgendetwas zu beweisen. Es gibt eben auch Fälle, in denen man die Hilfe anderer benötigt, und Sie sollten den Zustand des Patienten daraufhin überdenken. Wenn auch nur die leisesten Zweifel bestehen, sollten Sie nicht zögern, einen Homöopathen oder Ihren Hausarzt zu Rate zu ziehen.

Potenzen

Bei den homöopathischen Potenzen handelt es sich um eine sehr genaue Angabe der Anzahl der Verdünnungs- und Potenzierungsschritte, die während der Arzneimittelherstellung bei der jeweiligen Substanz durchgeführt worden sind. So wurde die Potenz Arnica D6 wie folgt hergestellt:

Ein Tropfen des alkoholischen Arnica-Extraktes (»Urtinktur«) wird zu 9 Tropfen einer aus Wasser und Alkohol bestehenden Lösung hinzugefügt und kräftig verschüttelt. Die so verdünnte und verschüttelte Lösung ergibt nun die erste Dezimal-Potenz, oder auch Arnica D1.

Ein Tropfen dieser neuen Lösung (der ersten Dezimalpotenz) wird nun wiederum mit 9 Tropfen der Lösung aus Alkohol und Wasser verdünnt und ebenso kräftig verschüttelt, was die zweite Potenz ergibt (Arnica D2).

Dieser Vorgang der fortschreitenden Verdünnung und Verschüttelung wird nun fortgesetzt, bis man die Potenz Arnica D6 erhält. Tatsächlich kann jede beliebige Potenz hergestellt werden.

Durch diese wiederholten Potenzierungsschritte wird die ursprüngliche Substanz so verdünnt, daß die Gefahr von schädlichen Wirkungen ausgeschaltet ist. Gleichzeitig kommt es zu einer erheblichen Steigerung der arzneilichen Kraft. Bei manchen Substanzen wird diese hierdurch überhaupt erst entwickelt.

Die in diesem Buch am häufigsten angegebene Potenz ist die D6. Sie wird deswegen bevorzugt, weil sie eine gute Wirkung zeigt und in den meisten Apotheken vorrätig ist oder von ihnen rasch besorgt werden kann.

Als Faustregel kann man die sechste Potenz bei Störungen einsetzen, die hauptsächlich den Körper betreffen, wie zum Beispiel Prellungen, Rheumatismus oder Heuschnupfen. Diese Potenz wird dann meist häufig wiederholt, zweistündlich zum Beispiel bei einer Prellung, oder dreimal täglich einige Tage lang bei Gelenkschmerzen.

Wenn es sich um einen Zustand handelt, der mehr den Patienten als Ganzes betrifft, wird man eher eine D12 verordnen. Die zwölfte Potenz wird gern bei Störungen eingesetzt, in denen zum Teil eine emotionale oder psychische Komponente gegeben ist, wie zum Beispiel bei Angstzuständen vor Prüfungen, Schlaflosigkeit oder sogar bei einer akuten Bronchitis. Hiervon benötigt man nicht mehr als einige Gaben in Abständen von vier oder sechs Stunden, obwohl beispielsweise die Folgen eines Nervenschocks einige halbstündliche Gaben einer D12 erfordern können.

In der Homöopathie gibt es über die D12 hinaus auch viel höhere Potenzen, das heißt Mittel, welche viel häufiger als die D12 verdünnt und potenziert worden sind. Die Verordnung dieser Hochpotenzen ist jedoch ausschließlich erfahrenen Homöopathen vorbehalten.

Neben den »D-Potenzen« gibt es auch die »C-Potenzen«, zu erkennen an einem C vor der Zahl (in deutschsprachigen Ländern). Bei der Herstellung dieser Potenzen wird im Verhältnis von 1 zu 99 anstatt von 1 zu 9 wie bei den D-Potenzen verdünnt. C-Potenzen sind in Deutschland aber bisher weniger gebräuchlich und daher auch nicht so leicht erhältlich wie D-Potenzen. Das gleiche gilt für die sogenannten LM- oder Q-Potenzen, die in 50 000er Schritten hergestellt werden.

Wenn Sie ein Mittel geben wollen, die im Buch angegebene Potenz aber nicht erhältlich ist, brauchen Sie nicht zu verzagen. Geben Sie die Potenz, die Ihnen zur Verfügung steht. Bedenken Sie, daß die wichtigste Grundlage für die Verordnung eines bestimmten Mittels die Ähnlichkeit zwischen den Symptomen des Patienten und dem Symptomenbild des Mittels ist. Im Prinzip ist also die Höhe der Potenz weniger bedeutend als die Wahl des richtigen Mittels.

Wichtige Kurzinformationen

- Die Mittel sollten auf die Zunge gelangen und dort zergehen. Sie dürfen nicht mit dem Essen zusammen genommen werden und nicht mit einem Getränk hinuntergespült werden.
- Rund 30 Minuten vor und nach der Einnahme eines Mittels sollte man nichts anderes zu sich nehmen; hierzu gehören Essen, Trinken, Rauchen und die Einnahme anderer Medikamente, aber auch Zähneputzen.
- Sachgerecht verordnete homöopathische Arzneien können auch von alten Menschen, Schwangeren, Kindern und Kleinkindern unbedenklich eingenommen werden.
- Homöopathische Mittel schmecken angenehm und erfreuen sich daher auch bei Kindern großer Beliebtheit.
- Die Mittel sind ungiftig – selbst wenn ein Kind den Inhalt einer ganzen Flasche essen sollte, werden keine bedrohlichen Folgen auftreten. Trotzdem sollten Sie auch homöopathische Arzneien kindersicher aufbewahren.
- Sie können zusammen mit allopathischen Medikamenten eingesetzt werden, wenn dies erforderlich sein sollte. Sie sollten aber nicht zur selben Zeit wie diese eingenommen werden.
- Durch Verschütten, unnötiges Anfassen, große Hitze oder Kälte, Feuchtigkeit, Sonnenbestrahlung und starke Gerüche kann die arzneiliche Kraft verlorengehen. Dies gilt auch für elektromagnetische Felder und Röntgenstrahlen (Gepäckdurchleuchtung am Flughafen!).
- Am besten aufbewahrt sind homöopathische Mittel bei normaler Zimmertemperatur, geschützt vor direkter Sonneneinstrahlung, Feuchtigkeit und starken Gerüchen wie etwa von Parfüm, antiseptischen Mitteln, Kampfer, Einreibungen, ätherischen Ölen oder Mottenkugeln. Auch in der Nähe starker elektrischer Felder (Fernsehgeräte, Transformatoren usw.) sollten homöopathische Arzneien nicht gelagert werden.
- Die Behälter sollten stets gut verschlossen werden. In Glasflaschen bleiben die Mittel über viele Jahre wirksam. Wie lang sie

sich in den neuen Plastikbehältern halten, ist noch nicht bekannt, nach ersten Erfahrungen jedoch über zwei Jahre.

- Kaffee und coffeinhaltige Getränke sowie ätherische Öle wie Kampfer, Menthol (Pfefferminze), Eukalyptusextrakte usw. können die Wirkung der Arzneien zunichte machen und sollten daher während jeder homöopathischen Behandlung streng gemieden werden.
- Nehmen Sie nicht mehrere homöopathische Arzneien gleichzeitig oder sogenannte homöopathische Komplexmittel ein. Damit erzielen Sie höchstwahrscheinlich allenfalls Scheinerfolge im Sinne einer Symptomenunterdrückung oder -verschleierung. Die Homöopathie ist ihrem Wesen nach immer Einzelmittel-Homöopathie.

Unfälle und Erste Hilfe

Tierbisse

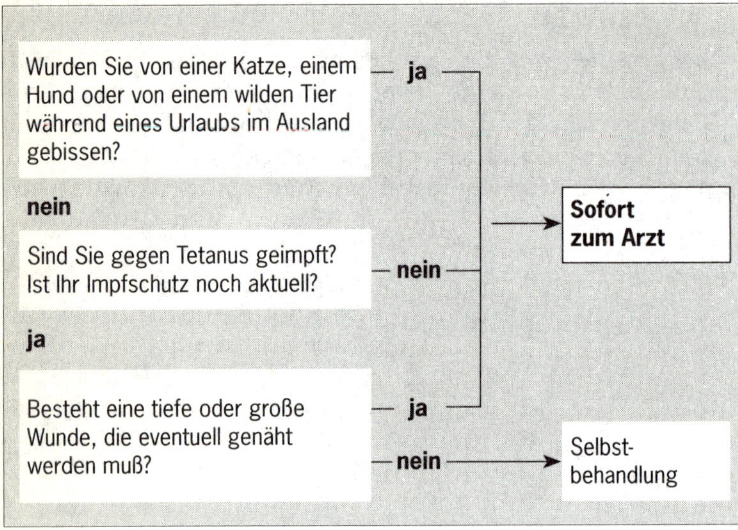

Kleinere Bißwunden können leicht zu Hause behandelt werden. Tetanus-Impfschutz sollte selbstverständlich bestehen. Besonders bei Hundebissen ist darauf zu achten, daß die Wunde nicht künstlich verschlossen wird.

Innerlich

Gegen Infektionen und zur Heilungsförderung.	*Ledum D6.* Eine Gabe sofort und drei Gaben während der ersten Stunde. Danach eine Gabe 3mal täglich, 3–5 Tage lang. (Ist Ledum nicht verfügbar, kann auch *Calendula D6* gegeben werden.)
Bei Schmerzen, besonders an empfindlichen Stellen wie den Fingerspitzen.	*Hypericum D6.* Eine Gabe 3mal täglich, 2–3 Tage lang.

Äußerlich

Reinigen Sie die Wunde zunächst mit warmem Wasser und neutraler Seife und baden Sie sie anschließend mit einer frischen *Calendula-Lösung.* Diese besteht aus 20 Tropfen der Urtinktur auf einen halben Liter kaltes, abgekochtes Wasser. Für jede Behandlung stellt man eine frische Lösung her. Die Wunde wird nun mit einem sterilen Verband, den man immer wieder mit der Calendula-Lösung befeuchtet, abgedeckt.

Verbrennungen und Verbrühungen

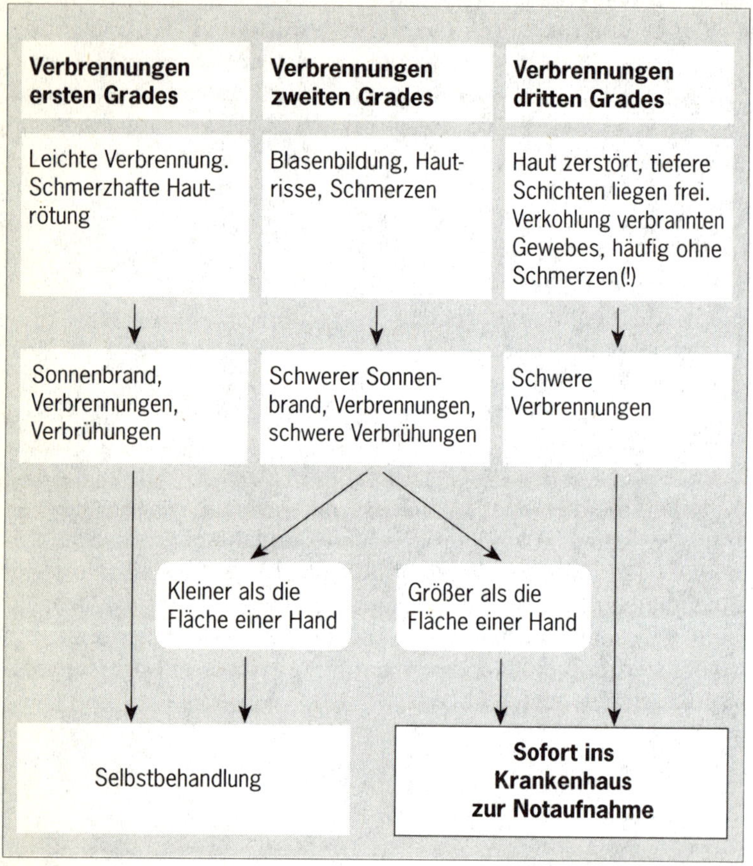

Soforthilfe

Legen Sie *sofort* Eis auf oder tauchen Sie die betroffene Stelle fünf bis zehn Minuten lang in kaltes Wasser.

Anmerkung des Herausgebers:
Eine andere, bisher noch wenig bekannte Maßnahme besteht darin, das betroffene Hautareal möglichst bald nach der Hitzeeinwirkung kurzzeitig noch einmal einer starken Wärmequelle auszusetzen. Man bringt den verletzten Bezirk für ein paar Sekunden vorsichtig so nahe an die Wärmequelle, daß die Hitze als solche gerade eben spürbar, aber keinesfalls schmerzhaft ist. Diese der homöopathischen Ähnlichkeitsregel entsprechende Methode wurde von Samuel Hahnemann seinerzeit bei Hirten beobachtet. Auf diese Weise läßt sich oft rasche Schmerzfreiheit erreichen und Blasenbildung verhindern. Man kann auch Umschläge mit erhitzter Alkoholverdünnung machen.

Äußerlich

Man legt einen sterilen Verband auf, der zuvor mit einer *Hypericum-* oder *Urtica urens*-Lösung getränkt worden ist. Diese Lösung wird hergestellt, indem man 20 Tropfen der jeweiligen Urtinktur in einen halben Liter kaltes, abgekochtes Wasser gibt.

Innerlich

Bei Schock und Angst.	*Aconitum D12.* Eine Gabe sofort, danach bis zur Besserung weitere Gaben in zehnminütigen Abständen. Arzt holen!
Schmerzen bei Verbrennungen ersten Grades mit Rötung.	*Urtica urens D6.* Eine Gabe alle zehn Minuten oder dann, wenn die Schmerzen wieder einsetzen.

Schmerzen bei Verbrennungen zweiten Grades mit Hautrissen und Blasenbildung.	*Causticum D6.* Eine Gabe alle zwei Stunden, bis eine Besserung einsetzt.
Schmerzen bei Verbrennungen dritten Grades mit Zerstörung tieferer Gewebsschichten.	*Cantharis D6.* Eine Gabe alle zwei Stunden bis zur Besserung. Ins Krankenhaus!

Augenverletzungen – Prellungen

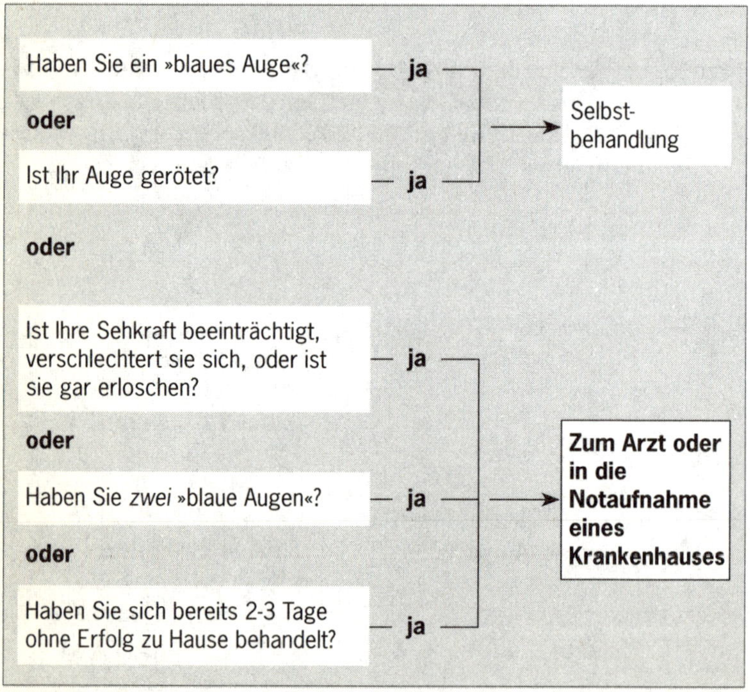

»Blaues Auge«

Prellungen rings um das Auge, mit oder ohne Schwellungen.

Schmerzhafte Prellungen (Schwellungen).	*Arnica D6.* Eine Gabe alle zwei Stunden, 5–6mal.
Schmerzhafte Prellungen. Besserung durch kalte Anwendungen.	*Ledum D6.* Eine Gabe alle zwei Stunden, 5–6mal.
Schmerzen im Augapfel.	*Symphytum D6.* Eine Gabe alle zwei Stunden, 5–6mal.
Anhaltende Schmerzen und äußerliche Empfindlichkeit.	*Hypericum D6* oder *Symphytum D6.* Eine Gabe alle 2–3 Stunden, bis die Schmerzen abklingen.

»Rotes Auge«

Eine dünne Schicht von hellrotem Blut ist im Augenwinkel zu sehen.	*Hamamelis D6.* Am ersten Tag eine Gabe alle 2–3 Stunden. Danach 3mal täglich, 2–3 Tage lang.

Bindehautentzündung

Entzündung der äußeren Schicht, die das Weiße des Auges bedeckt.	*Euphrasia-Augentropfen* Baden Sie das Auge mit einer Lösung aus zwei Tropfen in einem Augenbad von kaltem, zuvor abgekochtem Wasser.

Augenverletzungen – Fremdkörper

Unsere Augen sollten wir mit Respekt behandeln und Augenverletzungen stets sehr ernst nehmen.

Fremdkörper im Auge

Jeder Partikel, sei es Staub, ein Steinchen, ein Stück Metall oder was auch immer, muß wegen der Gefahr einer Infektion und des Verlustes der Sehkraft aus dem Auge entfernt werden. Wenn sich der Unfall beim Hämmern oder beim Einsatz einer elektrischen Bohrmaschine ereignet hat, besteht die Möglichkeit, daß ein kleines Metallstück in den Augapfel eingedrungen ist. Fremdkörper, die im Auge *stecken*, sollten nur vom Augenarzt entfernt werden!

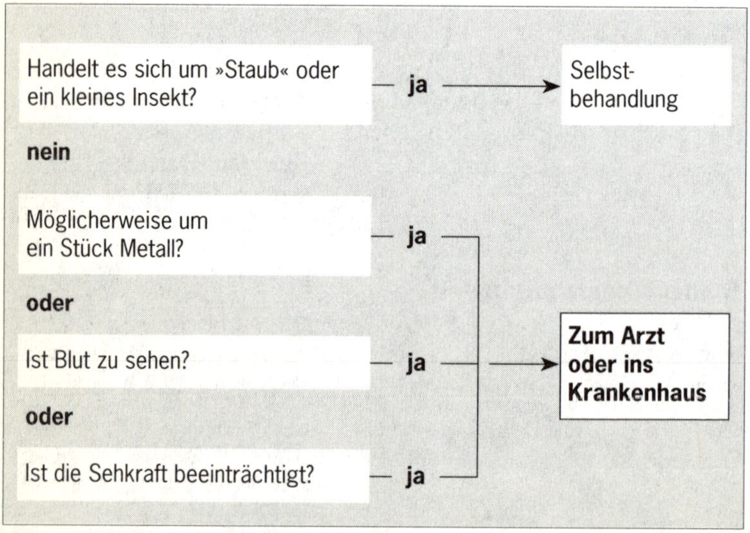

Im Zweifelsfall sollte man sofort einen Arzt oder ein Krankenhaus aufsuchen.

Innerlich

Schock und Angst, zum Beispiel bei einem Kind.	*Aconitum D12.* Eine Gabe alle zehn Minuten, 3–4mal. Arzt holen!
Qualen und hysterische Ängste, z.B. bei einem Kind.	*Ignatia D12* oder *D6.* Eine Gabe halbstündlich, 3–4mal.
Schmerzen und große Empfindlichkeit.	*Hypericum D6.* Eine Gabe halbstündlich, 5–6mal, danach je nach Bedarf.

Äußerliche Anwendungen am Auge

Zur Schmerzlinderung.	*Euphrasia-Augentropfen* in einer Lösung. Geben Sie zwei Tropfen davon in ein Augenbad mit kaltem, zuvor abgekochtem Wasser.

Bitte denken Sie daran: Wenn es sich um einen festsitzenden Fremdkörper handelt, sofort zum Arzt oder ins Krankenhaus gehen!

Knochenbrüche

Wurde die Verletzung durch einen schweren Sturz, einen Schlag oder einen Verkehrsunfall verursacht? — **ja**

oder

War der Patient bewußtlos, wenn auch nur für kurze Zeit? — **ja**

oder

Ist der Patient blaß, schwitzt er, ist ihm schwindlig oder hat er Ohnmachtsgefühle? — **ja**

oder

Besteht die Möglichkeit einer Verletzung des Beckens, der Hüfte oder des Rückens? — **ja**

oder

Ist die betroffene Extremität kalt, bläulich verfärbt, taub oder empfindet der Patient ein »Ameisenlaufen«? — **ja**

oder

Ist die betroffene Extremität verbogen, gekrümmt, deformiert, oder kann sie nicht mehr richtig bewegt werden? — **ja**

→ **Rufen Sie sofort einen Krankenwagen** → Unfallstation des Krankenhauses

Soforthilfe

Während man für den Transport in ein Krankenhaus sorgt:

Bei Schock, nervösen Reaktionen. Bei körperlichen Symptomen wie Blässe, kaltem Schweiß, Schwindel, Übelkeit.	*Aconitum D12.* Eine Gabe sofort, danach 2–3 Gaben nach Bedarf.
Prellungen, Schmerz, Verletzung von Muskeln und weichem Gewebe.	*Arnica D6.* Eine Gabe halbstündlich, bis zu 5 Gaben.

Die Behandlung zu Hause (nach dem Krankenhausaufenthalt)

Prellungen.	*Arnica D6.* Eine Gabe 2–3mal täglich bis zur Besserung.
Knochenschmerzen im Verlauf des Knochens oder an der Stelle des Bruchs.	*Ruta D6.* Eine Gabe 2–3mal täglich oder *Symphytum D6.* Eine Gabe 2–3mal täglich bis zur Besserung.
Zur Förderung der Heilung.	*Calcium phosphoricum D6.* Einmal täglich, 1–2 Monate lang.

Kopfverletzungen

Ist der Patient bewußtlos, blutet er aus den Ohren oder Nase, oder erbricht er sich? — **ja** → Legen Sie den Patienten vorsichtig auf die Seite mit dem Kopf nach unten, den Mund geöffnet und die Zunge nach vorne weisend. Vergewissern Sie sich, daß die Luftwege frei sind und die Atmung nicht behindert ist.

nein

Hat der Patient eine starke Gewalteinwirkung erlitten? — **ja**

oder

Wurde der Patient bewußtlos geschlagen? — **ja**

oder

Kann sich der Patient nicht an Einzelheiten des Unfalls erinnern? — **ja**

oder

Sieht der Patient doppelt oder hat er ungleich große Pupillen? — **ja**

oder

Erbricht der Patient?

oder

Erbricht sich ein Kind wiederholt, ist es schläfrig, oder ist eine andere Verletzung außer einer Beule sichtbar? — **ja**

→ **Rufen Sie sofort einen Krankenwagen**

↓

In die Notaufnahme des Krankenhauses

Die meisten Menschen schlagen sich irgendwann einmal den Kopf an, wobei es außer dem bekannten »Sternesehen«, Prellschmerz und örtlicher Empfindlichkeit keine weiteren Probleme gibt. Bei der Einschätzung der Situation sind daher der Unfallhergang und die Schwere der Gewalteinwirkung von größter Bedeutung.

Sofortige Erste Hilfe

Während des Transports ins Krankenhaus oder während der Zeit, in der dieser veranlaßt wird, können die folgenden Mittel verabreicht werden.

Bei Schock und Angst.	*Aconitum D12.* Eine Gabe sofort, bei erneutem Auftreten der Symptome wiederholen.
Prellungen, Schmerzen, Schock.	*Arnica D6.* 5 – 6 Gaben in halbstündlichen Abständen.
Schläfrigkeit, Lethargie, Reaktionsmangel, Bewußtlosigkeit.	*Opium D6.* Viertelstündlich bis zum Einsetzen einer Reaktion.
Starke Benommenheit, Bewußtlosigkeit. Patient antwortet auf Fragen sehr langsam. Weitgeöffnete Augen, nestelnde Bewegungen.	*Helleborus D6.* Alle 10 Minuten eine Gabe bis zum Einsetzen einer Reaktion.

Wenn diese Symptome plötzlich auftreten, sollten Sie Ihren Arzt sofort verständigen!

Nachbehandlung

Kopfschmerzen, Zerschlagenheitsgefühl, Berührungsempfindlichkeit. Jede Unterlage scheint zu hart. Auch nach lange zurückliegenden Verletzungen.	*Arnica D6.* Eine Gabe 3 – 5mal täglich, bei einsetzender Besserung seltener.
Heftige Kopfschmerzen, Schwindel, Gefühl wie hochgehoben. Nervöse, depressive Zustände nach Kopfverletzungen. Oft nach Arnica angezeigt.	*Hypericum D6.* Eine Gabe 3 – 5mal täglich, bei einsetzender Besserung seltener.
Kopfschmerz, Schwindel und depressive Verstimmungen nach Kopfverletzung. Kopfschmerz schlimmer morgens und vor Schlechtwetter. Leicht gerührt durch Musik.	*Natrium sulphuricum D6* Eine Gabe 3 – 5mal täglich, bei einsetzender Besserung seltener.
Zeichen von Gehirnreizung wie Spasmen, Muskelzuckungen, geistiger Verwirrung und Reizbarkeit.	*Cicuta D6.* Eine Gabe 2 – 3mal täglich bis zum Einsetzen der Besserung oder 3 – 5 Tage lang.

Statt einer D6 können Sie auch 2 – 3mal täglich eine D12 geben.

Wenn diese Symptome plötzlich auftreten, sollten Sie sofort Ihren Arzt verständigen! Sie sollten ihn auch konsultieren, falls innerhalb von 5-7 Tagen keine deutliche Besserung eintritt oder es zu Rückfällen kommt.

Insektenstiche

Sind Sie erst vor kurzem gestochen oder gebissen worden, wobei sich Ihre Reaktionen auf örtliche Schmerzen und Schwellungen beschränken? — **ja**

oder

Nehmen die örtlichen Schmerzen und Schwellungen zu? — **ja** → Selbstbehandlung

oder

Haben Sie:
Einen Juckreiz am ganzen Körper?
Umschriebene Nesselsucht?
Gesichtsschwellungen? — **ja**

oder

Haben Sie:
Schwierigkeiten beim Atmen?
Pfeifende oder keuchende Atmung?
Herzklopfen? — **ja** → **Sofort zum Arzt**

Äußerliche Anwendungen

Stiche von Bienen, Wespen, Moskitos oder Mücken.

Calendula-Tinktur. Diese wird unverdünnt aufgetragen.

Innerlich

Schock und Nervosität, Taubheit und Prickeln. Heiße, trockene, brennende Haut.	*Aconitum D12.* Eine Gabe sofort, danach 2–3mal in halbstündlichen Abständen. Arzt holen!
Örtliche Reizung. Brennen und Stechen.	*Cantharis D6.* Sofort eine Gabe, danach stündlich bis zur Besserung.
Gefühl von Kälte, das besser wird durch kalte Anwendungen, schlechter durch warme Anwendungen. Schlechter durch Erschütterungen oder Bewegung.	*Ledum D6.* 3–5 Gaben, zweistündlich.
Fleckige, nesselsuchtartige Hautreaktion mit Juckreiz.	*Urtica urens D6.* Eine Gabe stündlich bis zum Einsetzen der Besserung.
Schmerzhafte Schwellung, prall gespannte Haut, glasig aussehende Oberfläche. Allergische Reaktionen, Atemnot.	*Apis mellifica D6.* Eine Gabe zweistündlich bis zur Besserung. Bei Atemnot D6 oder D12. Eine Gabe sofort, weitere in 5–10minütigen Abständen. NOTARZT RUFEN!
Schlechter durch Kälte, besser durch Wärme. Reizbar und berührungsempfindlich.	*Staphisagria D6.* Eine Gabe zweistündlich bis zum Abklingen der Symptome.

Vergleichen Sie diese Angaben mit der bestehenden Symptomatik und verwenden Sie das ähnlichste Mittel. In echten Notfällen können ausnahmsweise auch zwei dieser Mittel im Wechsel verwendet werden, falls die Symptomatik nicht deutlich auf ein Mittel hinweisen sollte.

Nasenbluten

Nasenbluten wird meistens durch eine geringfügige Verletzung der Venen verursacht, die sich an der Innenseite der Nasenflügel befinden. Gelegentlich tritt Nasenbluten zusammen mit einer Virusinfektion auf – dies ist häufiger bei Kindern der Fall – und kann dann mit Niesen beginnen.

Manche Menschen haben eine Neigung zu leichtem Nasenbluten. Dies stellt zwar keine ernsthafte Erkrankung dar, kann aber recht lästig sein.

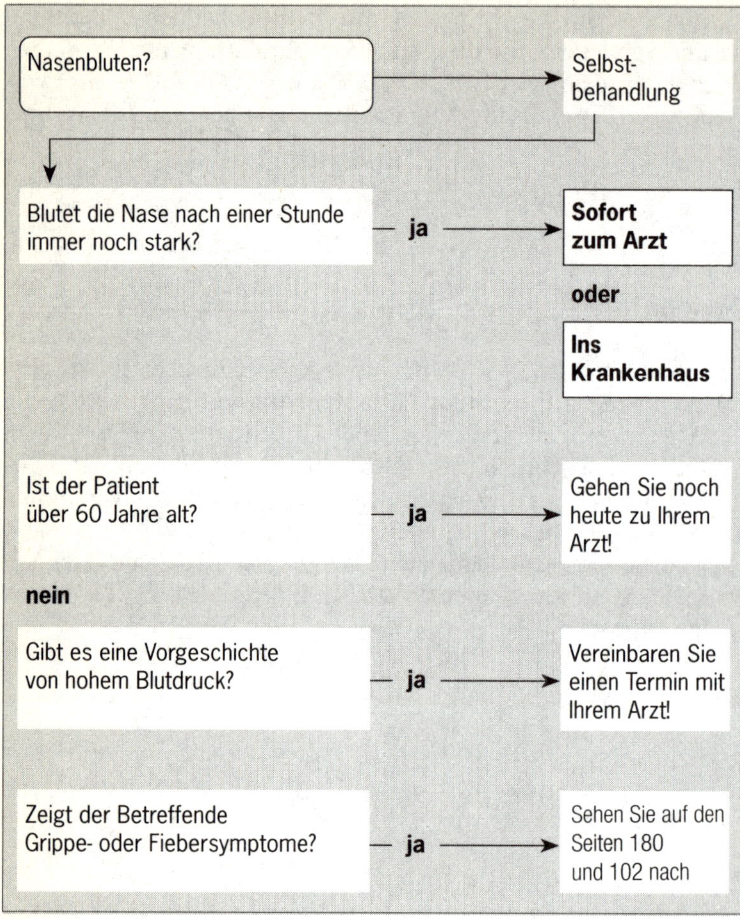
Nasenbluten?
Selbstbehandlung
Blutet die Nase nach einer Stunde immer noch stark?
ja
Sofort zum Arzt
oder
Ins Krankenhaus
Ist der Patient über 60 Jahre alt?
ja
Gehen Sie noch heute zu Ihrem Arzt!
nein
Gibt es eine Vorgeschichte von hohem Blutdruck?
ja
Vereinbaren Sie einen Termin mit Ihrem Arzt!
Zeigt der Betreffende Grippe- oder Fiebersymptome?
ja
Sehen Sie auf den Seiten 180 und 102 nach

Allgemeine Maßnahmen

- Bleiben Sie vor allen Dingen ruhig und geben Sie das angezeigte Mittel.
- Weisen Sie den Patienten an, sich mit dem Oberkörper über eine Schüssel gebeugt hinzusetzen, sagen Sie ihm, daß er das Blut weder schlucken noch durch die Nase »hochziehen« sollte.
- Decken Sie Oberkörper und Knie mit einem Handtuch ab.
- Weisen Sie den Patienten an, sich die Nase mit Daumen und Zeigefinger mindestens *fünf Minuten* lang zuzuhalten und während dieser Zeit durch den Mund zu atmen.
- Der Betroffene sollte sich mindestens zwölf Stunden lang nicht schneuzen.

Innerlich

Nach Verletzungen, Schlag auf die Nase.	*Arnica D6.* Eine Gabe halbstündlich, bis die Blutung nachläßt.
Hellrote Blutungen, besonders nach Verletzungen.	*Phosphorus D6.* Eine Gabe halbstündlich, bis die Blutung gestoppt ist.
Reizbar, Angst – »es muß sofort etwas geschehen«.	*Aconitum D12.* 2–3 Gaben in halbstündlichen Abständen.
Ängstlich, zittrig und schwankend, möchte gehalten werden.	*Gelsemium D6.* 2–3 Gaben in halbstündlichen Abständen.
Weinerlich, »hysterisch«.	*Ignatia D12.* 2–3 Gaben in halbstündlichen Abständen.

Verstauchungen und Zerrungen der Gelenke, Muskeln und Bänder

Unsere Gelenke lassen stets nur bestimmte Bewegungen zu. Wird das Gelenk durch einen Unfall in eine ungewohnte Haltung gezwungen, können die Bänder und das umliegende Gewebe leicht Schaden nehmen. Dabei können die Bänder überdehnt (Zerrung), teilweise (Verstauchung) oder ganz abgerissen werden. In extremen Fällen kann es zu Knochenbrüchen oder Verrenkungen kommen.

Verstauchungen und Zerrungen gehen stets mit Schmerzen und Schwellungen des betroffenen Gelenks einher. Eine solche Schwellung ist meist rund drei Tage ausgeprägt, klingt jedoch im Verlauf von weiteren 10–14 Tagen ab. In schweren Fällen kann die vollständige Heilung bis zu zwei Monate oder länger dauern. Bei Muskel- oder Bänderverletzungen können die gleichen Mittel wie bei Gelenkverletzungen verwendet werden, da die Behandlung im wesentlichen dieselbe ist.

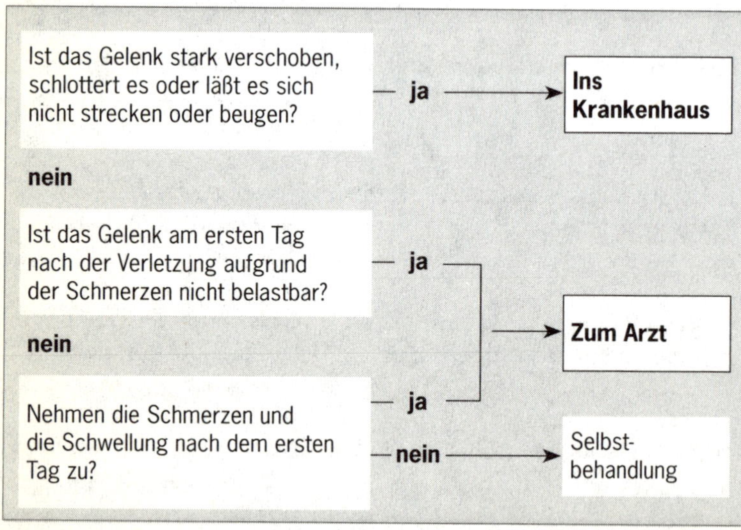

Soforthilfe

Während man Vorkehrungen trifft, den Verletzten entweder ins Krankenhaus oder zum Arzt zu bringen, sollte man

- darauf achten, daß der Betroffene sich ruhig verhält und das Gelenk nicht belastet,
- die Schwellung durch das Auflegen eines Eisbeutels reduzieren,
- das Gelenk in einer bequemen Position hochlagern.

Innerlich

Bei Schock, Furcht oder starken Ängsten.	*Aconitum D12.* Drei Gaben in jeweils viertelstündlichen Abständen.
Prellungsschmerzen und Schock.	*Arnica D6.* 3mal in viertelstündlichen Abständen, danach eine Gabe alle 3 – 4 Stunden, 3 – 4 Tage lang.
Schwellungen mit prall gespannter Haut. Schlechter durch Berührung und Druck. Schlechter durch Wärme.	*Apis mellifica D6.* Am ersten Tag eine Gabe alle 2 – 3 Stunden, danach 3mal täglich bis zur Besserung.
Knochenprellungen. Besser durch Wärme und Bewegung des Gelenks. Schlechter durch Kälte und Feuchtigkeit.	*Ruta D6.* Am ersten Tag alle 2 – 3 Stunden eine Gabe, danach 3mal täglich bis zur Besserung.

Äußerliche Anwendung von Salben

Diese Salben können an der betroffenen Stelle eingerieben oder einmassiert werden.

Arnica D6. Darf nicht bei offenen Verletzungen angewandt werden.

Ruta oder *Hamamelis* oder *Rhus toxicodendron* können auch bei Hautverletzungen verwendet werden.

Prellungen und Quetschungen

In einfachen Fällen lassen sich derartige Verletzungen mit homöopathischen Mitteln leicht zu Hause behandeln. Bei ausgedehnten Verletzungen oder wenn auch nur die geringste Möglichkeit besteht, daß innere Organe in Mitleidenschaft gezogen sind, sollten Sie sofort ärztliche Hilfe in Anspruch nehmen.

Prellungen, stumpfe Verletzungen aller Art, Quetschungen weicher Gewebe, Blutergüsse.	*Arnica D6.* Halbstündlich eine Gabe bis zur Besserung.
Quetschungen und Schlagverletzungen nervenreichen Gewebes, z.B. Fingerkuppen.	*Hypericum D6.* Viertel- bis halbstündlich eine Gabe bis zur Besserung.

Wunden – Hautabschürfungen und Schrammen

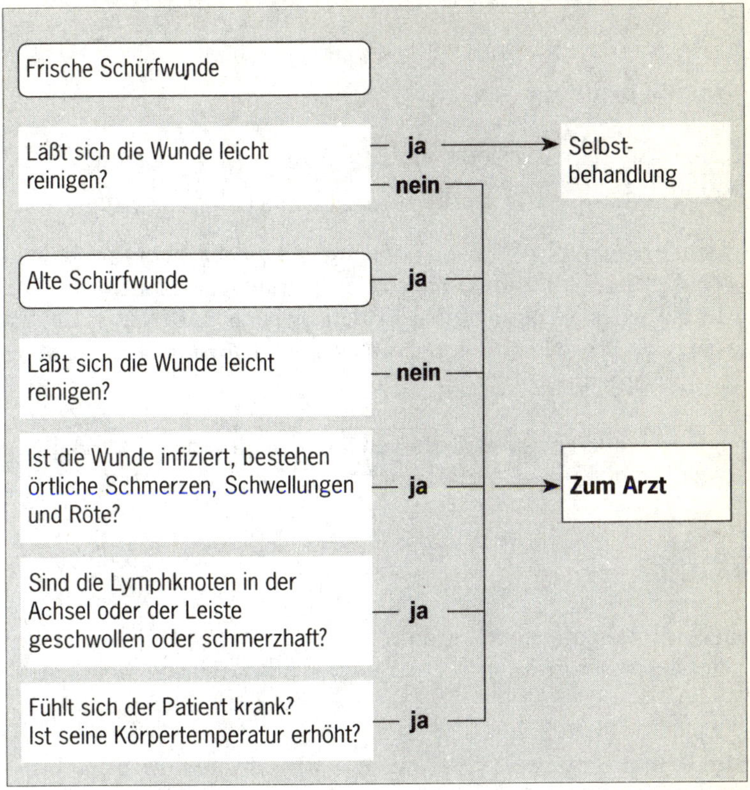

Sofortmaßnahmen

Waschen Sie die betroffene Stelle mit warmem Wasser und versuchen Sie, eventuelle Schmutzteilchen mit einer weichen Bürste oder einem Wattebausch behutsam herauszuwaschen. Spülen Sie die Stelle unter fließendem kalten Wasser.

Legen Sie einen in *Calendula-Lösung* getränkten Verband an. Dazu gibt man 20 Tropfen der Tinktur in einen halben Liter abgekochtes, kaltes Wasser.

Wundbehandlung

Halten Sie den Verband stets feucht mit frisch zubereiteter Calendula-Lösung.

Nachdem man den Verband am ersten Tag zwei- oder dreimal gewechselt hat, sollte man an ihm so wenig wie möglich ändern. Ein täglicher Wechsel reicht in den meisten Fällen aus. Später, wenn es zur Krustenbildung kommt, kann Calendula-Salbe angewandt werden.

> Bei größeren Abschürfungen oder schlechter Wundheilung sollten Sie einen Arzt aufsuchen!

Innerlich

Gegen Infektionen und zur Förderung der Wundheilung.	*Calendula D6.* Eine Gabe sofort, danach 4mal täglich, 3 – 5 Tage lang.
Bei schmerzhaften Schürfwunden, oder wenn nervenreiche Stellen betroffen sind (z. B. Fingerkuppen).	*Hypericum D6.* 3mal täglich eine Gabe, 2 – 3 Tage lang.
Infizierte Wunden mit gelblicher Eiterbildung.	*Hepar sulphuris D6.* Eine Gabe 3mal täglich, 3 – 4 Tage lang, bis die Wunde sauber ist.

Schnitt- und Rißwunden

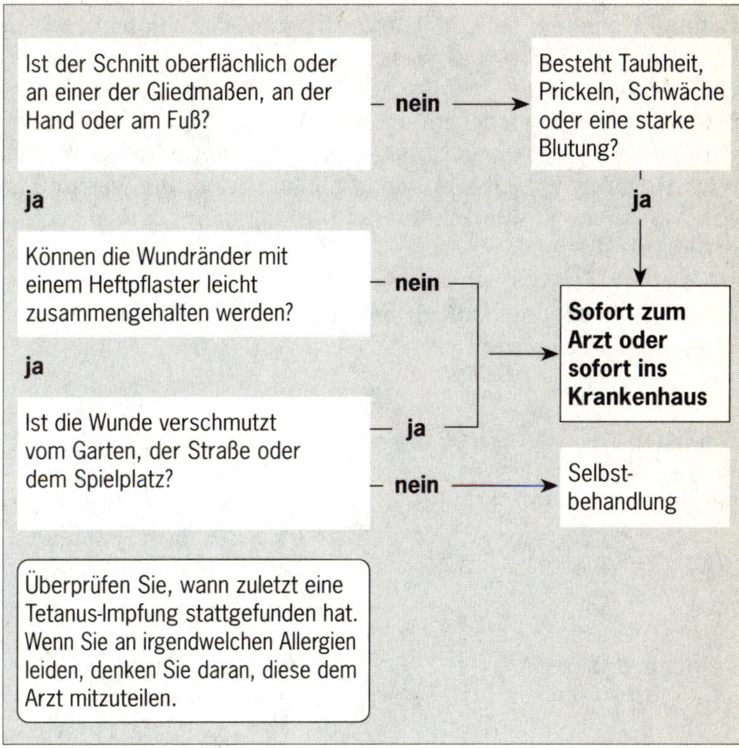

Sofortmaßnahmen

Waschen Sie die Wunde mit warmem Wasser. Versuchen Sie, etwaige Verschmutzungen mit Hilfe einer weichen Bürste zu entfernen. Spülen Sie die Wunde anschließend unter fließendem kalten Wasser.

Äußerliche Maßnahmen

Waschen Sie die Wunde mit einer frisch hergestellten *Calendula-Lösung*. Dazu gibt man 20 Tropfen Tinktur in einen halben Liter kaltes, zuvor abgekochtes Wasser.

Verbinden Sie die Wunde mit einem sterilen, neutralen Verband, der immer wieder mit einer Calendula-Lösung befeuchtet wird. Wenn der Verband blutgetränkt ist, sollte er gewechselt werden, später jedoch nur einmal täglich. Klebt der Verband an der Wunde, tränkt man ihn mit der Lösung, damit er sich leichter entfernen läßt.

> Selbstverständlich sollten Sie alle größeren Wunden ärztlich behandeln lassen.

Innerlich

Schock.	*Aconitum D12.* Eine Gabe sofort, danach 3 weitere Gaben in viertelstündlichen Abständen.
Prellungen, Schock.	*Arnica D6.* Eine Gabe nach dem Aconitum, danach 2–3mal täglich, 2–3 Tage lang.
Blutungen. Bei drohender Infektion und zur Förderung der Heilung.	*Calendula D6.* Eine Gabe 3mal täglich, 4–5 Tage lang.
Bei Schmerzen – besonders in nervenreichem Gewebe wie Finger und Lippen.	*Hypericum D6.* Eine Gabe 3mal täglich bis zum Abklingen der Schmerzen.

Infizierte Wunden

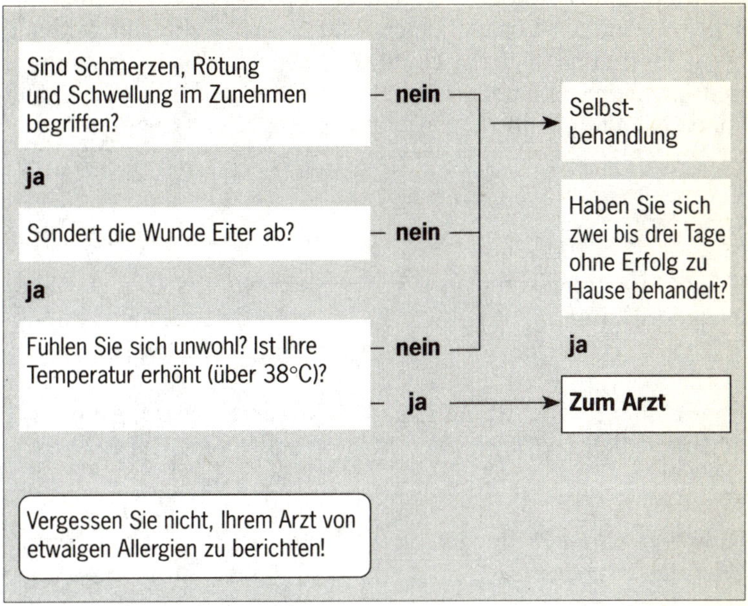

Sofortmaßnahmen

Waschen Sie die Wunde mit Hilfe von sterilem Mull oder sauberem Baumwollstoff und einer *Calendula-Lösung.* Diese stellt man her, indem man 20 Tropfen der Tinktur in einen halben Liter kaltes, zuvor abgekochtes Wasser gibt.

Äußerliche Anwendungen

Man legt einen sterilen Verband auf und hält ihn mit einer frischen Calendula-Lösung feucht. Zu Beginn wird der Verband zwei- bis dreimal täglich gewechselt; wenn die Eiterung abnimmt und die Wunde sauberer aussieht, entsprechend seltener. Später kann Calendula-Salbe angewandt werden.

Innerlich

Gegen Infektionen und zur Förderung der Heilung.	*Calendula D6.* Eine Gabe sofort, danach 3mal täglich, 3 – 4 Tage lang.
Bei Schmerzen und Berührungsemfindlichkeit.	*Hypericum D6.* 3 – 4mal täglich eine Gabe, 2 – 3 Tage lang.
Rißwunden, mit Prellungen und Prellungsschmerzen.	*Arnica D6.* Eine Gabe 3 – 4mal täglich, 3 – 4 Tage lang.
Infizierte Wunden mit gelbem Eiter.	*Hepar sulphuris D6.* Eine Gabe 3 – 4mal täglich, bis die Wunde sauber ist.

> Wenn sich innerhalb einiger Tage keine Besserung einstellt, sollten Sie Ihren Arzt aufsuchen.

Stichwunden

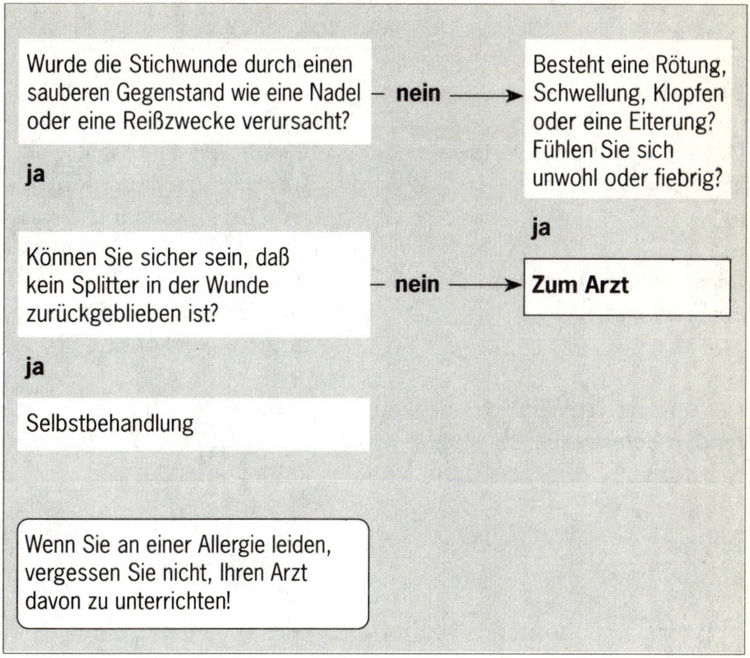

Die meisten Stichwunden sind harmlos, doch gelangt bisweilen Schmutz in die Wunde und verursacht eine Infektion des tieferliegenden Gewebes. Manchmal können Teilchen eines scharfen Gegenstandes abgebrochen sein; dann muß man röntgen, um diese Partikel zu orten. Im Fall einer Infektion können Antibiotika und eine Tetanus-Impfung erforderlich sein.

Äußerliche Anwendungen

Säubern Sie die Wunde und tragen Sie *Calendula-Tinktur* auf.

Innerlich

Das Grundmittel für Stichwunden ist:	*Ledum D6.* Eine Gabe sofort, danach 3mal täglich, drei Tage lang.
Wenn ein Splitter in der Wunde zurückbleibt.	*Silicea D6.* Eine Gabe 4mal täglich, bis der Splitter herausgekommen ist.
Bei infizierten Wunden mit klopfenden Schmerzen, Rötung, Schwellung oder Empfindlichkeit.	*Ledum D6.* Eine Gabe 3mal täglich, bis zur Besserung oder *Hepar sulphuris D6.* Eine Gabe 3–4mal täglich, bis zur Besserung.

Wenn irgendwelche Zweifel bestehen, sollten Sie Ihren Arzt zu Rate ziehen.

In manchen Fällen werden Tetanusimpfungen oder Antibiotika erforderlich sein. Sie können jedoch gleichzeitig mit den homöopathischen Mitteln fortfahren.

Frauenkrankheiten

Die Menstruation

Als Menstruation wird die Blutung bezeichnet, die sich während der rund 30 Jahre, in denen eine Frau schwanger werden kann, monatlich einstellt. Sie beginnt im Jugendalter (→ Seite 55) und endet während des Klimakteriums (→ Seite 78). Es handelt sich um Blut und abgestoßene Gebärmutterschleimhaut, die im Zeitraum von drei bis fünf Tagen ausgeschieden wird.

Bei vielen Frauen ist die Menstruation über Jahre hinweg gleichmäßig, während sie bei anderen wiederum sehr unregelmäßig verläuft. Nach einer Schwangerschaft kann sich ein neues Muster herausbilden, welches dauerhaft oder auch nur vorübergehend sein kann. Veränderungen können auch aufgrund von Krankheiten, körperlichem oder psychischem Streß, aber auch ohne ersichtlichen Grund auftreten.

Wenn sich das Muster verändert, auch scheinbar ohne Grund, so ist dies kein Anlaß zur Besorgnis. Die nächsten zwei bis drei Zyklen sollten ruhig abgewartet werden. Sehr häufig kehrt der Zyklus ganz von selbst zum alten Muster zurück, und alles ist wieder in Ordnung. Wenn das alte Muster sich nicht wieder einstellt, empfiehlt es sich, einen Arzt aufzusuchen, um ernstere Störungen auszuschließen.

Beginnend mit dem Einsetzen der Regel im Jugendalter bekommen die meisten Frauen in irgendeiner Weise die Auswirkungen des hormonellen Auf und Ab im Verlauf des Menstruationszyklus zu spüren. Während es Frauen gibt, die kaum dadurch beeinträchtigt sind, leiden andere an körperlichen und psychischen Symptomen. Jede Frau reagiert in einer ganz individuellen Art und Weise auf diese hormonellen Veränderungen. Beschwerden wie Reizbarkeit, Müdigkeit, Kopfschmerzen, Depressionen und Schmerzen können vor, während oder nach der Monatsblutung auftreten.

Flüssigkeitseinlagerung zeigt sich durch Gewichtszunahme und insbesondere durch Gedunsenheit des Gesichts, durch Anschwellung und Blähung des Bauchs mit unbehaglichem Gefühl sowie durch Schwellungen und Überempfindlichkeit der Brüste (→ »Prämenstruelles Syndrom«, Seite 61).

Schmerzen können die Gebärmutter betreffen, den Unterbauch und den Beckenraum sowie die untere Rückenpartie. Sie können auch bis in die Oberschenkel ausstrahlen (→ »Schmerzhafte Menstruation«, Seite 59).

Frauen mit Menstruationsbeschwerden sollten die auftretenden Symptome über drei oder vier Zyklen hinweg genau aufschreiben, um das charakteristische Beschwerdebild zu ermitteln.

Der erste Tag der Regelblutung zählt als der erste Tag des neuen Menstruationszyklus.

Die folgende Symptomenliste und die Feststellung, wann die einzelnen Symptome auftreten, werden die Wahl des passenden Mittels erleichtern.

- Länge des Zyklus (Anzahl der Tage vom *ersten Tag* der letzten Regelblutung bis zum *ersten Tag* des neuen Zyklus.
- Dauer der Blutung (Anzahl der Tage).
- Beschaffenheit der Blutung – spärlich, heftig, hell, dunkel, mit Klumpen usw.
- Art der Schmerzen, Ort und Zeitpunkt ihres Auftretens.
- Kopfschmerzen – besonders der Zeitpunkt in bezug auf die Blutung.
- Seelischer Zustand – Depression, Weinerlichkeit, Reizbarkeit, Zorn, Müdigkeit.
- Gewichtszunahme – Anschwellung des Bauchs, der Brüste, der Hände und Füße oder des Gesichts.
- Ungewöhnliche Symptome. Solche Symptome können für einen erfahrenen Homöopathen von entscheidender Bedeutung sein, wenn das von Ihnen gewählte Mittel nicht anschlägt.

Häufig hat sich der zwölfte Tag des Zyklus als der wirkungsvollste Zeitpunkt für die Einnahme eines Mittels erwiesen.

Die angegebenen Mittel werden in vielen Fällen helfen, doch kann das Bild durch emotionale Probleme und andere Faktoren kompliziert sein. In solchen Fällen sollten Sie andere relevante Abschnitte dieses Buches lesen und versuchen, so zu einem detaillierteren Bild zu gelangen. Falls dies nicht gelingt, ist es ratsam, einen Arzt aufzusuchen, da möglicherweise eine sorgfältige ärztliche Untersuchung erforderlich ist. Wenn von fachärztlicher Seite kein eindeutiger Befund vorliegt, empfiehlt es sich, einen erfahrenen homöopathischen Arzt aufzusuchen, der den Fall aus einer umfassenderen Sicht beurteilen kann.

Die erste Regel (Menarche)

In der westlichen Welt tritt die erste Regel immer früher auf; Mädchen, die ihre Periode mit neun oder zehn Jahren bekommen, sind keine Seltenheit mehr. Wenn eine regelmäßige Monatsblutung sich mit 15, 16 Jahren noch nicht eingestellt hat, beginnen die Eltern und das Mädchen sich Sorgen zu machen. Bei anderen Mädchen mag die Menstruation normal begonnen haben, später jedoch unregelmäßig geworden sein, was dann Anlaß zu Besorgnis gibt. Auch bei Störungen dieser Art haben sich homöopathische Mittel bewährt. Wenn es jedoch innerhalb einiger Monate zu keiner Besserung kommt, sollte ein Arzt zu Rate gezogen werden, um etwaige Ursachen abzuklären, die nicht homöopathisch behandelt werden können.

Der erste Tag der letzten Regelblutung zählt als erster Tag des neuen Menstruationszyklus.

Der zwölfte Tag, zwei oder drei Tage vor dem Eisprung in der Zyklusmitte, ist bei den meisten Menstruationsbeschwerden ein guter Zeitpunkt zur Einnahme der Arznei.

Falls die letzte Regelblutung bereits geraume Zeit zurückliegt und eine Schwangerschaft ausgeschlossen ist, kann das passende Mittel sofort genommen werden.

Wenn die Möglichkeit einer Schwangerschaft besteht, sollte dies durch einen Arzt abgeklärt und im positiven Fall die Schwangerschaftsbetreuung eingeleitet werden.

Mildes, sanftes, schüchternes Wesen. Regelschmerzen, launisch, wechselhaft. Weint leicht, sucht Sympathie und Aufmerksamkeit anderer zu gewinnen. Eifersüchtig. Fühlt sich im allgemeinen besser an der frischen Luft und durch leichte Bewegung.	*Pulsatilla D12.* 3 Gaben beginnend am zwölften Tag des Zyklus – morgens, abends und am darauffolgenden Morgen.
Unregelmäßige, wechselhafte Blutung. Aufgedunsenheit vor der Regel. Launenhaftigkeit, Depression, Reizbarkeit. Im allgemeinen besser durch kräftige körperliche Bewegung.	*Sepia D12.* 3 Gaben beginnend am zwölften Tag des Zyklus – morgens, abends und am darauffolgenden Morgen.

Starke Regelblutungen (Menorrhagie)

Starke Blutungen können mit oder ohne Schmerzen auftreten. Das Fehlen von Schmerzen schließt ernstere Störungen allerdings nicht aus. Tumoren, Myome, Polypen, eine beginnende Fehlgeburt und hormonelle Störungen müssen in Erwägung gezogen werden. Bei wiederholten schweren Blutungen ist der Gang zum Frauenarzt unerläßlich. Dieser muß entscheiden, ob eine Bluntuntersuchung, Abstriche und andere Tests erforderlich sind. In der Zwischenzeit, oder wenn ernstere Ursachen ausgeschlossen worden sind, ist es in vielen Fällen mit Hilfe homöopathischer Mittel möglich, die Situation günstig zu beeinflussen oder die Blutung ganz zu normalisieren. Die Wahl des Mittels richtet sich nach der Art der Blutung und der Schmerzen (falls vorhanden) sowie nach den allgemeineren Charakteristika der Patientin.

Hellrote Blutungen ausgelöst durch die geringsten Anstrengungen. Vorangegangene Regelblutungen normal. Gesicht und Lippen blaß, gerötet bei Anstrengung.	*Ferrum metallicum D6.* Eine Gabe 3–4mal täglich während der Regelblutung.
Starke, hellrote Blutungen und Klumpen. Veränderte Beschaffenheit der Blutungen, auch hellrote Zwischenblutungen. Übelkeit.	*Ipecacuanha D6.* Eine Gabe 3–4mal täglich während der Blutung.
Schwere Blutungen, oft verspätet. Abwärtsdrängende Schmerzen, besser durch Kreuzen der Beine. Kreuzschmerzen, durch Bewegung und/oder starken Gegendruck besser.	*Sepia D6.* Eine Gabe 3–4mal täglich während der Blutung.
Abgang von heißem, hellrotem Blut. Schmerzhafte Krämpfe.	*Belladonna D6.* Eine Gabe 3–4mal täglich während der Blutung.

Die Mittel für diese Beschwerden können auch in drei Gaben verabreicht werden, und zwar morgens, abends und am darauffolgenden Morgen, beginnend am zwölften Tag des Menstruationszyklus. Bei dieser Dosierung verwendet man die zwölfte Potenz. Beobachten Sie die Wirkung über zwei bis drei Zyklen hinweg. Tritt in diesem Zeitraum keine Besserung ein, suchen Sie Ihren Arzt auf.

Verspätete Regelblutung

Manche Frauen haben einen natürlichen Menstruationszyklus, der länger als die durchschnittlichen 28 Tage dauert. Dies kann vollkommen normal sein und muß keinen Anlaß zur Beunruhigung darstellen, solange die betroffenen Frauen sich dabei wohl fühlen.

Es gibt jedoch auch Frauen, bei denen sich mit der Zeit eine verspätete Regel einstellt, die Unwohlsein verursacht. Diese Monatsblutungen können aufgrund von hormonellen Störungen schmerzhaft und unnormal sein. Das hormonelle Gleichgewicht kann durch emotionale Faktoren, die Einnahme der »Pille« oder beim Einsetzen der Wechseljahre gestört sein. In manchen Fällen tritt ein prämenstruelles Syndrom auf oder wird stärker (→ Seite 61).

Eines der im folgenden angegebenen Mittel kann hilfreich sein, doch kann das Bild auch durch seelische Probleme und unterschiedliche Arten von Schmerzen und Unwohlsein vor, während und nach der Regelblutung kompliziert sein. Wenn dies der Fall ist, schlagen Sie auf den anderen entsprechenden Seiten in diesem Kapitel nach und versuchen Sie auf diese Weise, zu einem umfassenderen Bild zu gelangen. Wenn Sie damit nicht weiterkommen, sollten Sie einen erfahrenen homöopathischen Arzt aufsuchen.

Alle hier angegebenen Mittel werden am besten in drei Gaben verabreicht, und zwar morgens, abends und am darauffolgenden Morgen, beginnend am zwölften Tag des Menstruationszyklus.

Blutungen zähflüssig, dunkel und klumpig. Blut fließt mit Unterbrechungen. Schmerzhafter Abwärtsdruck. Sanftes, nachgiebiges Wesen; sehr gefühlsbetont, liebt Mitgefühl, weinerlich, veränderlich, leicht entmutigt; fühlt sich besser an der frischen Luft.	*Pulsatilla D12.*
Schwarzes, teerartiges Blut. Blutungen im Liegen, die beim Umhergehen aufhören. Sodbrennen und Aufstoßen.	*Magnesium carbonicum D6.*

Heiße, gerötete Haut, Hautausschläge und Pickel. Gefühl von Schwäche am späten Vormittag.	*Sulphur D6.*
Blasses Blut. Schmerzhafte Kolik. Allgemeines Unwohlsein und Verstopfung. Morgendliche Übelkeit während der Regel.	*Graphites D6.*
Dünnes dunkles Blut. Kurze Blutungsdauer. Starkes »Abwärtsdrängen« im Unterleib, besser durch Kreuzen der Beine. Übellaunig, reizbar, erschöpft.	*Sepia D6.*
Blutung verspätet – nach Schreck oder Verkühlung (besonders bei jungen Mädchen, deren Zyklus noch nicht ganz regelmäßig ist).	*Aconitum D12.*

Schmerzhafte Menstruation (Dysmenorrhoe)

Von Beginn der Regelblutung im frühen Jugendalter an sind die meisten Frauen in irgendeiner Weise durch die normalen monatlichen Hormonschwankungen betroffen.

Jede Frau reagiert individuell auf diese hormonellen Veränderungen. So können Beschwerden wie Schmerzen, Reizbarkeit, Kopfschmerzen und Depressionen vor, während oder nach der Regel in jeder möglichen Verbindung auftreten.

Schmerzen können in der Gebärmutter, tief im Becken, weiter oben im Bauch oder in der unteren Rückenpartie auftreten. Manche Frauen leiden auch an Schmerzen, die in die Oberschenkel ausstrahlen.

Eines der im folgenden angegebenen Mittel kann hilfreich sein, doch kann das Bild auch durch emotionale Probleme oder unterschiedliche Arten von Schmerzen und Unwohlsein vor, während und nach der Regelblutung kompliziert sein. Wenn dies der Fall ist, lesen Sie die anderen entsprechenden Seiten in diesem Kapitel und versuchen Sie auf diese Weise, zu einem umfassenderen Bild zu gelangen. Wenn Sie damit nicht weiterkommen, sollten Sie einen erfahrenen homöopathischen Arzt aufsuchen.

Starke Schmerzen, plötzlicher Beginn. Nervöse Unruhe.	*Aconitum D12.* 2–3 Gaben in viertelstündlichen Abständen.
Schneidende Schmerzen am Tag vor dem Einsetzen der Regel. Abwärtsdrückende Schmerzen im rechten Becken. Starke, heiße, hellrote Blutungen. Meist besser durch Umhergehen.	*Belladonna D6.* 3–4 Gaben in Abständen von 15–30 Minuten.
Wehenähnliche Schmerzen. Braunes Blut mit Klumpen. Übellaunig, ungeduldig, reizbar. »Kann es nicht ertragen«, beschwert sich über »Ungerechtigkeit«.	*Chamomilla D6.* 3–4 Gaben in Abständen von 15–30 Minuten.
Abwärtsziehende Schmerzen auf der linken Seite des Beckens. Nach unten gerichteter Druck. Muß die Beine kreuzen. Blutungen vorzeitig oder verspätet, schwach oder reichlich.	*Sepia D6.* 2–4 Gaben in Abständen von 15–30 Minuten.
Schneidende, reißende Schmerzen im Unterbauch und im Kreuz. Frösteliges Gefühl. Durchfall während der Regel. Weinerlich.	*Pulsatilla D6.* 2–4 Gaben in Abständen von 15–30 Minuten.

Kolikartige Krämpfe, besser durch Auflegen einer Wärmflasche. Blutungen dunkel, fadenziehend.	*Magnesium phosphoricum D6.* 4–6 Gaben in Abständen von 15-30 Minuten.
Starke, krampfende Schmerzen in der Gebärmutter am ersten Tag der Blutung, die in andere Teile des Körpers ausstrahlen können. Helles Blut.	*Caulophyllum D6.* 4–6 Gaben in Abständen von 15–30 Minuten.

Alle hier angegebenen Mittel können auch in drei Gaben verabreicht werden: am Morgen, am Abend und am darauffolgenden Morgen, beginnend am zwölften Tag des Regelzyklus. Verwenden Sie hierbei die D12.

Prämenstruelles Syndrom

Die meisten Frauen spüren es, wenn ihre Regel bevorsteht. Manche Frauen fühlen sich schon einige Tage vorher unwohl. Zu den häufigeren Beschwerden zählen die folgenden:

- Emotionale Veränderungen: Reizbarkeit, Depressionen, grundlose Eifersucht, Niedergeschlagenheit, »Unausstehlichkeit«, Verlust der Zuneigung für die Familie, leichtes Weinen ohne ersichtlichen Grund.
- Flüssigkeitseinlagerung: Gewichtszunahme, gedunsener Bauch, geschwollene Hände und Brüste.
- Schmerzen: Gebärmutter, Beckenraum, Kreuz, Oberschenkel; Kopfschmerzen, schmerzhafte Brüste.

In der Regel werden diese Beschwerden symptomatisch mit Hormonen, Diuretika (harntreibenden Mitteln) und Vitamin B_6-Gaben behandelt. Nur auf homöopathischem Weg ist es jedoch möglich, diesen gesamten Symptomenkomplex durch eine Wiederherstellung des normalen hormonellen Gleichgewichts wirklich zu heilen. Manchmal kann dies im Zeitraum von einem oder zwei Menstruationszyklen erreicht werden, bisweilen ist auch längere Zeit dafür erforderlich. Den im folgenden aufgelisteten Symptomenmustern entsprechen vier der für diese Beschwerden am häufigsten angezeigten homöopathischen Mittel.

Häufig stellt sich bald eine gute Reaktion ein: Die unangenehmen Symptome bleiben aus oder treten in erheblich abgeschwächter Form auf. Gelegentlich gibt es eine Verschiebung von Symptomen, so daß zum Beispiel Kopfschmerzen nicht mehr während der Regel, sondern danach auftreten. Dies braucht Sie aber nicht zu beunruhigen. Fahren Sie mit der monatlichen Einnahme der Arznei fort, bis die Symptome verschwunden sind. Hören Sie danach mit der Einnahme des Mittels auf.

Nach einigen symptomfreien oder symptomarmen Zyklen können sich die Beschwerden teilweise wieder einstellen. In diesem Fall nehmen Sie nochmals drei Gaben des Mittels während eines Zyklus und warten dann ab. Meist dauert die Besserung dann längere Zeit an, und die Arzneigabe ist nur noch vereinzelt erforderlich. Bisweilen ist das Mittel jeden zweiten oder dritten Zyklus einzunehmen. Wenn Sie keine Besserung erzielen können, sollten Sie einen erfahrenen homöopathischen Arzt zu Rate ziehen.

Die Arzneien werden in der D12 genommen, eine Gabe morgens, eine abends und die dritte am darauffolgenden Morgen, am zwölften Tag oder auch am Ende eines Zyklus. Monatlich werden nur drei Gaben verabreicht.

Brüste geschwollen, empfindlich. Gefühl des Abwärtsdrängens, besser durch Kreuzen der Beine. Gefühl, als ob die Gebärmutter herausfallen würde. Unregelmäßige Zyklen. Müde, abgeschlagen, überfordert. Abneigung gegen Familie und Mann – »will sie nicht haben«. Verlust der Libido.	*Sepia D12.*

Schlechter um die Mitte des Nachmittags. Besser durch heftige Bewegung oder Tanzen.

Geblähter Bauch. Geschwollene, empfindliche Brüste. Schmerzen im Unterbauch. Launisch, reizbar, egoistisch, unzufrieden, selbstmitleidig. Schiebt anderen die Schuld zu. Pessimistisch. Läßt alles an der Familie aus. Haßt Mitgefühl und verlangt doch danach.

Natrium muriaticum D12.

Hände geschwollen. Unbeholfen. Kleidung zu eng, muß sie lockern. Haßt Enganliegendes am Hals. Gehässig, nachtragend, rachsüchtig, eifersüchtig, unvernünftig, absichtlich boshaft und verletzend. Haßt sich deswegen später selbst. Geschwätzig. Besser nach Einsetzen der Blutung, eventuell gleichzeitig reichliches Wasserlassen. Schlechter morgens oder beim Aufwachen nach einem kurzen Schlaf.

Lachesis D12.

Schwellung der Brüste. Unregelmäßige Perioden. Dickflüssiger weißer Ausfluß vor der Regel. Wechselhaft und widersprüchlich, tränenreich, übellaunig, eifersüchtig. Sucht Sympathie. Überempfindlich und leicht verletzt. Besser nach leichter Bewegung an der frischen Luft. Schlechter in stickigen Räumen.

Pulsatilla D12.

Spärliche Regelblutung

Hiermit sind regelmäßige Zyklen gemeint, bei denen die Blutung schwach und von kurzer Dauer ist. Dieser Zustand kann sich im Jugendalter, vor oder während des Klimakteriums oder auch nach einer Schwangerschaft einstellen. Spärliche Regelblutungen treten häufig auf, wenn die »Pille« eingenommen wird. Sie können aber auch im Rahmen einer langen Krankheit oder als Zeichen eines schlechten gesundheitlichen Allgemeinzustandes auftreten. In den beiden letztgenannten Fällen sollten Sie Ihren Arzt konsultieren.

Wenn die Patientin sich weiterhin wohl fühlt, muß man nicht gleich etwas unternehmen. Andernfalls kann eine der unten angeführten homöopathischen Arzneien helfen. Das Krankheitsbild kann aber durch emotionale Probleme oder unterschiedliche Arten von Schmerz und Unwohlsein vor, während und nach der Periode kompliziert sein. In diesem Fall versuchen Sie bitte, sich durch Nachschlagen der entsprechenden Seiten dieses Kapitels ein umfassenderes Bild zu machen. Sollten Sie damit nicht weiterkommen, fragen Sie einen erfahrenen Homöopathen um Rat.

Die für diese Beschwerden angegebenen Mittel werden am besten in drei Gaben verabreicht: morgens, abends und am darauffolgenden Morgen, beginnend am zwölften Tag des Menstruationszyklus.

Blaß und verfroren, dick und teigig.	*Calcium carbonicum D12.*
Schwach, blaß, von sanfter Wesensart. Launisch und weinerlich, leicht entmutigt.	*Pulsatilla D12.*
Nervös, reizbar, hält ihre Gefühle zurück. Depressionen, Mangel an Vertrauen. Die Perioden können	*Natrium muriaticum D12.*

unregelmäßig sein und sich noch nie richtig eingespielt haben.	
Schmerzen im Unterbauch oder abwärtsdrängende Schmerzen. Manchmal Verstopfung. Reizbar, deprimiert, möchte allein sein.	*Sepia D12.*
Durch eine plötzliche Verkühlung oder Schock ausgelöst.	*Aconitum D12.* 2–3mal täglich eine Gabe, 1–2 Tage lang.

Vaginaler Ausfluß (Weißfluß)

Ein leichter Ausfluß von weißlicher bis blaßgelber Farbe ist normal. Ist er jedoch vermehrt, übelriechend, verfärbt er die Unterwäsche, ist er wundmachend oder blutig, muß ärztlicher Rat eingeholt werden.

Ein solcher Ausfluß ist oft, jedoch nicht immer, die Folge einer Infektion. Beim geringsten Verdacht, daß der Ausfluß auf eine Geschlechtskrankheit zurückzuführen sein könnte, sollten die betroffene Frau und ihr Partner einen Facharzt aufsuchen, damit die Laboruntersuchungen durchgeführt werden können, die in solchen Fällen erforderlich sind. In manchen Fällen erweist sich die herkömmliche Behandlung als unwirksam oder nur für kurze Zeit wirksam.

Nach Ausschluß einer ernsten Krankheit durch den Facharzt ist die homöopathische Behandlung häufig erfolgreicher als die konventionelle allopathische Therapie.

Die angegebenen Mittel und Dosierungshinweise sind als kurzfristige Hilfe gedacht. Es muß jedoch betont werden, daß meist nur die Verordnung eines erfahrenen homöopathischen

Arztes, der das Problem konstitutionell behandelt, eine dauerhafte Heilung erzielen kann. Ein Ausfluß dieser Art hat oft eine konstitutionelle, den ganzen Menschen betreffende Ursache, und die ganzheitliche homöopathische Behandlung kann hier ausgezeichnete Erfolge erzielen. Wenn eine solche Störung schon längere Zeit besteht, ist oft eine längere Behandlung erforderlich.

Es ist wichtig, auf eine gute Hygiene und die allgemeine Gesundheit zu achten. Vermeiden Sie starke antiseptische Präparate sowie Seifen und Deos, da sie Überempfindlichkeitsreaktionen hervorrufen können. Fragen Sie Ihren Apotheker nach einer einfachen, reizlosen und gut verträglichen Seife und benützen Sie keine andere. Eine *Calendula*-Lösung zum Waschen oder für Sitzbäder besteht aus 20 Tropfen Calendula-Tinktur auf einen halben Liter kaltes, zuvor abgekochtes Wasser.

Bei allen angegebenen Arzneien nehmen Sie am besten eine Gabe morgens und abends, bei einsetzender Besserung seltener. Wenn der Ausfluß aufhört, setzen Sie das Mittel ab. Wenn Sie keine Besserung erzielen, ziehen Sie einen erfahrenen homöopathischen Arzt zu Rate!

Ausfluß gelb, dickflüssig, fadenziehend, klebrig. Schmerzhaftigkeit und Wundheit, Jucken.	*Hydrastis D6.*
Übelriechend, gelb, die Wäsche verfärbend. Brennende Schmerzen, Wundheit, heftiger Juckreiz.	*Kresotum D6.*
Grünlich, schleimig. Brennen und Jucken. Harndrang mit Brennen.	*Mercurius solubilis D6.*
Übelriechender, bräunlich-gelber Ausfluß. Jucken, stechender Schmerz in Geschwüren.	*Acidum nitricum D6.*

Ausfluß milchig dickflüssig, gelblich-grün, meist mild, jedoch zuweilen wundmachend.	*Pulsatilla D6.*
Gallertartig, weiß oder gelb. Brennende Schmerzen. Auch: Trockenheit mit unangenehmem Gefühl beim Gehen.	*Sepia D6.*
Soor, dauerndes leichtes Unbehagen oder immer wieder akute Rückfälle (Reinfektionen). Reichlicher, dickflüssiger, rahmartiger Ausfluß. Starkes Jucken und Wundheit.	*Helonias D6.*

Die Schwangerschaft

Die Beschwerden, die während der Schwangerschaft auftreten können, werden zusammen mit den in Frage kommenden Mitteln aufgelistet. Die homöopathische Behandlung kann eine große Hilfe, aber kein Ersatz für die übliche vor- und nachgeburtliche Pflege und Versorgung durch Arzt und Hebamme sein.

Drohende Fehlgeburt

Bekannte oder vermutete Ursachen
Eine Fehlgeburt kann durch Störungen des hormonellen Gleichgewichts, einen Sturz, schweres Heben, aber auch durch die allgemeine Überanstrengung und Erschöpfung einer Mutter mit einer jungen Familie ausgelöst werden. Frauen, die bereits eine

Fehlgeburt oder eine drohende Fehlgeburt durchgemacht haben, sollten die genannten Risiken möglichst meiden.

Die Zeichen einer drohenden Fehlgeburt sind Blutungen und schmerzhafte Kontraktionen. Wenn dieser Zustand sich einstellt,

- legen Sie sich ins Bett,
- ruhen Sie sich aus,
- nehmen Sie das passende Mittel und
- rufen Sie Ihren Arzt!

Störungen des hormonellen Gleichgewichts sind häufig für wiederholte Fehlgeburten verantwortlich, besonders in den ersten Wochen der Schwangerschaft. In solchen Fällen ist eine fachärztliche Betreuung erforderlich.

Ein Sturz, gefolgt von Schmerzen in der Gebärmutter mit Blutungen oder einer Absonderung von Schleim oder klarer Flüssigkeit.	*Arnica D6.* Bis zu 6 Gaben in Abständen von 2 – 4 Stunden. Wenn verfügbar, ist *Arnica D12* vorzuziehen.
Schweres Heben, von ziehenden Schmerzen mit Unruhe, Druck und Empfindlichkeit im Becken sowie Blutungen gefolgt.	*Cinnamonum D6.* 4 – 6 Gaben in Abständen von einer halben bis einer Stunde.
Überanstrengung im Zusammenhang mit Familienpflichten, allgemein müde und abgespannt. Rückenschmerzen, Ruhelosigkeit.	*Rhus toxicodendron D6.* 3 – 4 Gaben in Abständen von 2 – 4 Stunden.

Schock

Nervös, gefühlsbetont. Akute hysterische Reaktionen. Weinen. Extreme Unruhe. Unregelmäßige Gebärmutterschmerzen.	*Ignatia D12.* 4 – 6 Gaben in Abständen von 1 – 2 Stunden.
Nervöse emotionale Erschöpfung. Von Depressionen überwältigt.	*Opium D6.* 4 – 6 Gaben in Abständen von 2 – 4 Stunden.
Großer Schock und starke Angst. Erwacht aus Alpträumen. Kontraktionen setzen ein. Blutungen.	*Aconitum D12.* 2 – 3 Gaben in Abständen von 15 – 30 Minuten.

Bei den hier besprochenen Blutungen handelt es sich oft um kleine Blutmengen, vielleicht gerade soviel, um die Wäsche zu beflecken.

Schwangerschaftserbrechen

Übelkeit, die durch Erbrechen nicht gebessert wird. Meist saubere Zunge. Meist Ekel vor Speisen. Reizbar, übellaunig.	*Ipecacuanha D6.* Eine Gabe 3 – 4mal täglich, solange nötig.
Übelkeit, besonders morgens; besonders durch Essensgerüche. Gefühl von Leere im Magen, durch Essen gebessert.	*Sepia D6.* Eine Gabe 3 – 4mal täglich, solange nötig.
Fröstelig und reizbar. Aufstoßen. Übelkeit mit Erbrechen sofort nach dem Essen. Brauner Zungenbelag. Übelkeit den ganzen Tag ohne Erbrechen.	*Nux vomica D6.* Eine Gabe 3 – 4mal täglich, solange nötig.

Sodbrennen

Die hier angegebenen Mittel werden alle 15 – 30 Minuten, 4 – 6mal verabreicht.

Saures Brennen.	*Capsicum D6.*
Sodbrennen, schlechter nach üppigen, fetten Speisen.	*Pulsatilla D6.*
Sodbrennen mit saurem Geschmack im Mund.	*Calcium carbonicum D6.*

Heißhunger nach bestimmten Nahrungsmitteln

Die angegebenen Mittel werden in stündlichen bis zweistündlichen Abständen gegeben, solange erforderlich.

Essiggurken, saure Speisen und Getränke, Essig.	*Sepia D6.*
Süßigkeiten, Zucker, Süßspeisen, Fett und Butter.	*Sulphur D6.*
Süßigkeiten, Zucker, Süßspeisen, Schokolade. Rumorende Blähungen.	*Lycopodium D6.*
Salzige Speisen. Salzt nach. Blähungen und Aufstoßen.	*Carbo vegetabilis D6.*
Verlangt nach verschiedenen unverdaulichen Dingen; nach sauren Sachen. Wechselnde Launen.	*Ignatia D6.*

Nächtliche Krämpfe

Die angegebenen Mittel werden vor dem Schlafengehen verabreicht. Bei Bedarf wiederholen.

Müdes Gefühl in den Beinen. Krämpfe in den Waden und Fußsohlen.	*Cuprum metallicum D6.*
Taubheit und Krämpfe in den Waden und Fußsohlen.	*Nux vomica D6.*
Geistige Überaktivität. Kann nicht schlafen. Wälzt sich hin und her. Schwere Krämpfe.	*Coffea D6.*

Häufiger Harndrang

Starker Harndrang. Brennen.	*Cantharis D6.* Eine Gabe halbstündlich bis stündlich, bei Besserung seltener.
Nach Husten, Heben oder Anstrengung geht Urin tropfenweise ab.	*Causticum D6.* 3 – 4mal täglich eine Gabe, nach Einsetzen der Besserung seltener.

Siehe auch »Zystitis«, Seite 142.

Rückenschmerzen

Zerschlagenheitsgefühl. Schwierigkeiten beim Gehen. Folge von Überanstrengung.	*Arnica D6* oder *D12*. Eine Gabe 2–3mal täglich.
Sehr steif, besonders nach Ruhe. Besserung durch fortgesetzte Bewegung und Wärme, schlechter durch Kälte.	*Rhus toxicodendron D6*. 1–2 Gaben bei Bedarf.
Ausgeprägte Schwäche ohne allzu starke Schmerzen.	*Acidum phosphoricum D6*. Eine Gabe 2 oder 3mal täglich.
Gefühl von Schwäche und des Nach-unten-Ziehens. Kann auch für kurze Zeit nach der Entbindung eingesetzt werden.	*Kalium carbonicum D6*. Eine Gabe 2 oder 3mal täglich, für 2–3 Tage, bei Besserung absetzen.

Schmerzhafte Brüste

Brüste hart, heiß, blaß, schmerzhaft. Schwer, müssen gestützt werden.	*Bryonia D6*. Eine Gabe 3–4mal täglich, bei Besserung absetzen.
Brüste hart, berührungsempfindlich. Stiche in den Brustwarzen. Manchmal Besserung durch starken Gegendruck.	*Conium D6*. Eine Gabe 3–4mal täglich, bei Besserung absetzen.
Brüste verhärtet, sehr empfindlich. Harte, schmerzhafte Knoten. Purpurne Verfärbung.	*Phytolacca D6*. Eine Gabe 3–4mal täglich, bei Besserung absetzen.

Beachten Sie auch den Abschnitt über das Stillen auf Seite 76!

Emotionale Störungen vor und nach der Entbindung

Gleichgültig Mann und Kindern gegenüber. Interesselos, deprimiert. Bricht bei Anteilnahme in Tränen aus. »Möchte weg«. Schwangerschaftserbrechen. Übelkeit durch Essensgerüche. Liebt saure Getränke und Essig.	*Sepia D12.* Eine Gabe 2–3mal täglich, 2–3 Tage lang.
Gleichgültig, liebt jedoch Anteilnahme. Verlangen nach und Besserung durch Massage. Angst vor Alleinsein, Gewitter, Dunkelheit. Verlangen nach eiskalten Getränken und Salz.	*Phosphorus D12.* 1–2 Gaben täglich, 2–3 Tage lang.
Launisch, wechselhaft, schüchtern und weinerlich. Liebt Mitgefühl. Abneigung gegen Fett, Fleisch, Butter, Milch. Verlangen nach sauren, erfrischenden Getränken.	*Pulsatilla D12.* Eine Gabe 2–3mal täglich, 2–3 Tage lang.
Verlangt nach ungewöhnlichen Nahrungsmitteln und fühlt sich besser, wenn sie diese bekommt. Rascher Stimmungswechsel. Widersprüchlichkeit. Gefühl eines Klumpens im Hals. Dauerndes Seufzen.	*Ignatia D12.* Eine Gabe 2–3mal täglich, 2–3 Tage lang.

Die Zeit vor der Geburt (vom achten Monat an)

Zur Linderung falscher Wehen

Scharfe Schmerzen quer über den Bauch.	*Cimicifuga D6.* 2–4 Gaben in Abständen von einer halben bis einer Stunde. Bei Bedarf wiederholen.

Zur Förderung sanfter Gebärmutterkontraktionen

	Caulophyllum D6. Eine Gabe täglich während der letzten 1–2 Wochen.

Zur Linderung von Furchtsamkeit und Angst

Angst. Schwäche der Muskulatur. Zittern. »Schmetterlinge im Bauch«.	*Gelsemium D12.* Eine Gabe. Bei Bedarf wiederholen.
Angst. Schwitzen. »Rennt auf die Toilette«. Tut alles in Eile.	*Argentum nitricum D12.* Eine Gabe. Bei Bedarf wiederholen.
Ängstlich und unruhig. Heikel, wählerisch. Todesangst. Verschlechterung um 2 Uhr morgens.	*Arsenicum album D12.* Eine Gabe. Bei Bedarf wiederholen.
Furchtsamkeit bis hin zu panischer Angst. Todesangst während der Geburt. Herzklopfen. Kribbeln, Gefühl wie von feinen Nadelstichen.	*Aconitum D12.* Eine Gabe. Bei Bedarf wiederholen.

Die Zeit unmittelbar vor der Geburt (die letzten Tage)

Um Gewebsquetschungen und Blutungen zu verringern.	*Arnica D6* oder *D12.* Mit Einsetzen der Wehenschmerzen, danach 3mal täglich, 3 – 5 Tage lang nach der Entbindung.
Zur Schmerzlinderung bei kolikartigen Kontraktionen der Gebärmutter.	*Caulophyllum D6.* 2 – 4 Gaben in Abständen von 1 – 2 Stunden.
Zur Schmerzlinderung bei Schnittwunden und Verletzungen von nervenreichem Gewebe.	*Hypericum D6.* Beim Einsetzen der Wehen, dann 3mal täglich während und nach der Entbindung, 1 – 2 Tage lang.

Arnica und Hypericum können Sie auch abwechselnd nehmen, wenn die Symptomatik nicht klar abgegrenzt werden kann.

Nach der Entbindung

Wund, Quetschungsschmerzen. Bett fühlt sich hart an. Schmerzen am ganzen Körper. Große Müdigkeit.	*Arnica D6* oder *D12.* Eine Gabe sobald wie möglich nach der Geburt, danach 3mal täglich, 3 – 5 Tage lang.
Schock, Erregung, Furcht, Schlaflosigkeit. Kann keinen Harn lassen.	*Aconitum D12.* Eine Gabe möglichst bald. Falls nötig, nach 15 – 30 Minuten wiederholen.

Verlangsamte Wehentätigkeit mit Überdehnung. Überdehnung der Blase. Kann keinen Harn lassen. — *Causticum D6.* Eine Gabe. Wenn erforderlich, nach 15–30 Minuten wiederholen.

Nach Dammschnitt. — *Hypericum D6.* Eine Gabe 3–4mal täglich, 2–3 Tage lang.

Nach Katheterisieren, Überdehnung. — *Staphisagria D6.* Eine Gabe 3mal täglich, 2–3 Tage lang.

Äußerliche Behandlung
Zur Behandlung von Schnittwunden (Dammschnitt) oder Einrissen bereitet man eine frische *Calendula-Lösung* (20 Tropfen auf einen halben Liter kühles, zuvor abgekochtes Wasser).

Das Stillen

Zu wenig Milch

Wenig Milch. Beim Stillen Schmerzen, die zum Hals und Brustraum ausstrahlen. Weinerlich und trübsinnig. Fühlt sich schlechter in einem warmen, stickigen Raum. Verlangt nach frischer Luft. — *Pulsatilla D6.* 3–4mal täglich eine Gabe, bei Besserung seltener.

Versiegen der Milch. Brüste werden wieder kleiner. Durstig und deprimiert. — *Lac defloratum D6.* Eine Gabe 3–4mal täglich, bei Besserung seltener.

Zu viel Milch

Reichlicher Milchfluß. Brüste geschwollen, entzündet und sehr empfindlich; rot, heiß und hart. Haut am ganzen Körper erhitzt, gerötet, trocken.	*Belladonna D6.* Eine Gabe ein- bis zweistündlich bis zur Normalisierung.
Reichliche Absonderung wäßriger Milch. Das Kind verweigert die Brust und schreit. Brüste geschwollen. Patientin fröstelig und ängstlich. Schwitzt am Kopf und im Gesicht.	*Calcium carbonicum D6.* 3 – 5 Tage lang, 3 – 4mal täglich, dann reduzieren.
Reichlicher Milchfluß. Brüste hart und knotig. Brustwarzen sehr empfindlich. Stillen sehr schmerzhaft. Schmerzen strahlen über den ganzen Körper aus.	*Phytolacca D6.* Eine Gabe 3 – 4mal täglich, bei Besserung seltener.

Wunde Brustwarzen

Brustwarzen entzündet, sehr empfindlich, zu schmerzhaft zum Stillen. Reizbare Stimmung.	*Chamomilla D6.* Eine Gabe halbstündlich bis stündlich, bei Besserung seltener.
Brustwarzen rissig, sehr empfindlich. Schmerzen wie von Splittern.	*Acidum nitricum D6.* Eine Gabe stündlich, bei Besserung seltener.
Schmerzen zugleich mit dem Milchfluß. Kann unmöglich mit dem Stillen anfangen. Emotionale Störungen: brütend und launisch, mürrisch und überempfindlich, grollend.	*Staphisagria D6.* Eine Gabe 3 – 4mal täglich, bei Besserung seltener.

Die Wechseljahre

Das Klimakterium beginnt mit dem Ausbleiben der Regelblutungen. Die damit verbundenen gesundheitlichen Störungen fangen aber oftmals vorher an und können über diesen Zeitpunkt hinaus noch andauern.

Diesen Beschwerden liegen Störungen des hormonellen Gleichgewichts zugrunde. Die Symptome können hinsichtlich ihrer Komplexität und Schwere eine große Bandbreite umfassen, wie auch die Zeitspanne, die der Organismus zum Aufbau eines neuen Gleichgewichts benötigt. Gleichzeitig können im Leben der betroffenen Frau auch emotionale Konflikte entstehen, die ganz andere Ursachen haben. Es mögen zum Beispiel Probleme in der Ehe sein, oder die Tatsache, daß die Kinder nun das Elternhaus verlassen. Die Pflege der eigenen Eltern, die nun in einem fortgeschrittenen Alter stehen, kann eine schwere seelische und körperliche Belastung bedeuten.

Die Probleme, mit denen eine Frau in diesem Lebensabschnitt konfrontiert ist, werden also häufig durch das komplexe Zusammenwirken vieler Faktoren unterschiedlichen Ursprungs verursacht. Eine bloße Hormonbehandlung wird der Situation daher wohl kaum gerecht. Genausowenig reicht es aus, sich lediglich den emotionalen Problemen zuzuwenden. Homöopathische Arzneien erweisen sich hierbei als besonders wertvoll, da sie sowohl auf körperliche als auch auf psychische Aspekte des Individuums wirken.

Beim Einsetzen der Wechseljahre sollte sich jede Frau vom Hausarzt und vom Frauenarzt gründlich untersuchen lassen, auch wenn keinerlei beunruhigende Symptome bestehen.

Wenn die Untersuchungen keinen besonderen Befund ergeben und die nachfolgend aufgelisteten Mittel ohne Wirkung bleiben, lesen Sie bitte andere Abschnitte dieses Kapitels und versuchen Sie, auf diese Weise zu einem erweiterten und genaueren Bild zu gelangen. Sollte jedoch keines der angezeigt scheinenden Mittel eine Besserung bewirken, kann dies an einer zu starken homöopathischen Vereinfachung liegen. Dann sollten Sie einen erfahrenen homöopathischen Arzt aufsuchen, der den Fall umfassend bewerten kann.

Hitzewallungen

Drei mögliche Dosierungen für Lachesis, Sepia und Pulsatilla:

- Eine Gabe morgens, abends und am darauffolgenden Morgen, beginnend am zwölften Tag des Menstruationszyklus.
- Eine Gabe morgens und abends an einem oder zwei Tagen in der Woche.
- Eine Gabe bei Bedarf.

Gerötetes Gesicht, reizbar, zornig, geschwätzig, eifersüchtig, mißtrauisch. Schlechter am Morgen und nach Schlaf, durch Wärme und Alkohol, durch enganliegende Kleidung. Besser in kühler Luft.	*Lachesis D12.*
Gesicht bläßlich, fahlgelb. Reizbar, weinerlich, zornig, deprimiert. Fehlendes sexuelles Verlangen. Kreuzschmerzen mit »Abwärtsziehen«. Schlechter abends, durch Kälte oder Feuchtigkeit. Besser durch frische Luft, Schlaf, anstrengende Bewegung oder Tanzen.	*Sepia D12.*
Sanfte Wesensart, weinerlich, wechselnde Launen. Braucht Mitgefühl und Zuspruch. Schlechter durch Hitze und Schwüle, durch enganliegende Kleidung. Besser durch leichte Bewegung und frische Luft.	*Pulsatilla D12.*

Hitzewallungen im Bereich des Kopfes und des Gesichts: Blutandrang und Röte, plötzlich beginnend und endend. Reichlicher Gesichtsschweiß.	*Belladonna D6.* 3–4 Gaben in Abständen von 30 Minuten.
Hitzewallungen im Bereich des Kopfes und des Gesichts (wie bei Belladonna) *und* schnelles Herzklopfen.	*Glonoinum D6.* 3–4 Gaben in Abständen von 30 Minuten.

Andere klimakterische Beschwerden

Während der Wechseljahre können auch noch andere Störungen auftreten. Manche von ihnen kommen nicht nur während des Klimakteriums vor und werden in anderen Abschnitten dieses Buchs besprochen. Die typischen klimakterischen Beschwerden mögen aus medizinischer Sicht eher geringfügig sein. Immerhin machen sie sich aber Tag für Tag unangenehm bemerkbar und bilden einen Teil der Gesamtsituation, in die auch Familie und Freunde der betroffenen Frau miteinbezogen sind.

Viele der kleineren chronischen Beschwerden dieser Altersgruppe können durch einfache Maßnahmen erfolgreich angegangen werden. Mit Hilfe homöopathischer Arzneien kann die Verordnung von Hormonpräparaten, Beruhigungsmitteln, Antidepressiva und Schlafmitteln überflüssig oder erheblich eingeschränkt werden.

Dosierung: 2–3mal täglich eine Gabe, mit Einsetzen der Besserung seltener.

Arthritische Schmerzen in den kleinen Gelenken, besonders den Fingern. Nervöse Spannung und Angst, seelische Labilität.	*Caulphyllum D6.*
Müde, schmerzende Beine. Zerschlagenheitsgefühl, blaue Flecken, Verfärbungen. Kleine »geplatzte Venen«.	*Arnica D6.*
Krampfadern. Geschwollene, empfindliche Venen. Schmerzen und Steifheit.	*Hamamelis D6.*
Nervös und deprimiert. Häufiges Seufzen, übertriebene Reaktionen, widersprüchliche Gefühle. Taube Körperstellen. Kloßgefühl im Hals.	*Ignatia D12.*
Ängstlich, traurig, unentschlossen, gefühlsbetont, weint bei Musik. Kein sexuelles Interesse.	*Graphites D12.*
Müdigkeit, Erschöpfung. Schmerzhafte Muskulatur, Rückenschmerzen.	*Arnica D6.*
Depressive Verstimmungen. Müdigkeit. Venöse Stauungen. Empfindlich gegen Wärme und jede Beengung, vor allem am Hals. Reizbar, redselig, manchmal grundlos eifersüchtig. Verschlechterung morgens.	*Lachesis D12.*

Depressive Verstimmungen, Erschöpfung, große Reizbarkeit und Verdrießlichkeit, Kritiksucht. Oft fahlgelbe Gesichtsfarbe, dunkle Hautflecken. Verlangen nach Essig und anderen sauren Sachen. Oft abends besser.	*Sepia D12.*
Schwere depressive Zustände, fühlt sich »wie in einer schwarzen Wolke«. Träume von bevorstehendem Unheil. Starker Redefluß, häufiger Themenwechsel. Seufzen.	*Cimicifuga D12.*

Falls innerhalb einer Woche keine Besserung eintritt, sollten Sie Ihren Hausarzt oder einen Homöopathen aufsuchen.

Kinderkrankheiten

Zur besseren Übersichtlichkeit sind in diesem Kapitel nicht nur die typischen Infektionskrankheiten, sondern auch andere häufige Erkrankungen des Kindesalters zusammengefaßt.

Die Homöopathie wirkt bei Kinderkrankheiten oft besonders gut. Das liegt u.a. daran, daß Kinder im Vergleich zu Erwachsenen meist weniger belastet sind durch die Nachwirkungen wiederholter Erkrankungen, durch vorangegangene medikamentöse Behandlungen oder durch die negativen Folgen der modernen Ernährungsweise.

Bedenken Sie, daß sich die Symptome bei Kindern innerhalb weniger Stunden in geradezu alarmierender Weise verändern können (»gerade noch putzmunter, jetzt ganz krank«) und bewahren Sie die Ruhe.

Vergleichen Sie die Begleitumstände und die Symptome mit denjenigen, die auf den nachfolgenden Seiten angegeben sind, und suchen Sie das passendste Mittel heraus. Geben Sie es Ihrem Kind in der empfohlenen Weise.

Vergessen Sie aber nicht, daß Kleinkinder wesentlich schneller ernsthaft erkranken können als ältere Kinder und Erwachsene. So kann beispielsweise ein Baby mit Durchfall bei heißen Sommertemperaturen viel rascher an Flüssigkeitsmangel leiden als ein Kind mit einer akuten Mandelentzündung, das aufgrund der Schmerzen nichts trinken will.

Ihrem Säugling können Sie homöopathische Mittel in Pulverform verabreichen. Wenn die Mittel als Pulver nicht erhältlich sind, können Sie Kügelchen oder Tabletten zwischen zwei trockenen, sauberen Teelöffeln zerstoßen. Das Pulver wird dann auf die Zunge des Säuglings gegeben. Es kann auch in Wasser aufgelöst werden: Rühren Sie mit einem Plastiklöffel kräftig um und geben Sie ein bis zwei Löffel als Einzeldosis. Diese Methode kann man anwenden, wenn mehrere Gaben eines Mittels im Verlauf des Tages oder der Nacht erforderlich sind.

Falls Sie irgendwelche Zweifel haben, zögern Sie nicht, Ihren Hausarzt zu Rate zu ziehen!

Das Neugeborene

Nach der Entbindung

Die meisten Geburten verlaufen ohne besondere Probleme, gelegentlich jedoch sehr langsam oder aber sehr schnell. Manchmal muß die Geburtszange oder Saugglocke eingesetzt werden. In all diesen Fällen kann der Kopf des Kindes in Mitleidenschaft gezogen werden. Wenn es zu Blutergüssen und Schwellungen gekommen ist, sind homöopathische Mittel eine große Hilfe.

Besonders nach einer langwierigen Geburt oder einer Zangengeburt, bei Blutergüssen und Schwellungen.	*Arnica D6.* 2 – 3 Gaben täglich, 2 – 3 Tage lang. *Calendula D6.* 2 Gaben täglich, 2 Tage lang, evtl. im Wechsel mit Arnica.

Schwellung des Kopfhautgewebes

Eine Schwellung des weichen Gewebes der Kopfhaut ist normal und verschwindet meistens innerhalb von zwei, drei Tagen. Wenn sie nach dem Gebrauch von Arnica und Calendula immer noch anhält, verwenden Sie die anderen Mittel und befragen Sie Ihren Arzt.

Bei einer Schwellung des weichen Gewebes der Kopfhaut, die länger als 2 – 3 Tage anhält.

Calcium carbonicum D6. Eine Gabe morgens und abends, 3 Tage lang

oder

Silicea D6. Eine Gabe morgens und abends, 3 Tage lang.

Brüche (Hernien)

Bei einer Hernie finden wir eine lokale Schwellung der Bauchwand, häufig in der Nähe des Nabels (Nabelbruch). Wenn das Kind schreit, wölbt sich die betreffende Stelle hervor. Die meisten Brüche sind nicht so schlimm, wie sie aussehen und verschwinden von selbst wieder.

Die meisten Hernien verschwinden nach wenigen Wochen. Warten Sie einfach ab, oder versuchen Sie:

Nux vomica D6. Eine Gabe 2mal wöchentlich, 1 Monat lang.

Gelbsucht

Eine gelbliche Verfärbung der Haut tritt bei den allermeisten neugeborenen Kindern auf und ist ein ganz natürlicher Vorgang. Gewöhnlich erscheint sie am zweiten oder dritten Tag nach der Entbindung und verschwindet nach zwei, drei Tagen wieder.

Wenn diese gelbliche Verfärbung zunimmt oder anhält, sollten Sie Ihren Arzt zu Rate ziehen.

Eine leichte Gelbfärbung der Haut, die 2 – 3 Tage andauert, ist bei Neugeborenen normal. Sie können versuchen:

China D6. Eine Gabe morgens und abends, 4 – 5 Tage lang.

Bindehautentzündung (Konjunktivitis)

Aufgrund der routinemäßigen Verwendung von Augentropfen mit Silbernitrat oder Antibiotika kommt es relativ selten zu einer solchen Rötung und Entzündung der Augen. Wenn diese Mittel nicht gleich zur Verfügung stehen, können Sie bei einer Entzündung die angegebenen homöopathischen Arzneien verwenden.

Wenn sich keine deutliche Besserung einstellt, sollten Sie nicht länger als zwei bis drei Tage warten, ehe Sie einen Arzt aufsuchen.

Zu Beginn: Extreme Rötung, Unruhe mit offensichtlichen Schmerzen und Abneigung gegen helles Licht.

Aconitum D12. Eine Gabe, nach Bedarf bis zu 3mal wiederholen.

Das Weiße der Augen ist rot oder rosa verfärbt (mögliche Reaktion auf Silbernitrat-Tropfen).

Argentum nitricum D6. Eine Gabe 3mal täglich, 3 – 4 Tage lang.

Blasses Rosa, ödematöse Schwellung der Bindehäute und der Lider.

Apis mellifica D6. Eine Gabe alle vier Stunden, einen Tag lang.

Augenabsonderungen (verklebte Augen)

Kinder, die im Krankenhaus zur Welt gekommen sind, haben oft eine gelbe, eitrige Augenabsonderung. Es handelt sich um eine Infektion mit Erregern, die in zunehmendem Maße antibiotikaresistent sind. Es ist wichtig, die Augen des Kindes zwei- bis dreimal täglich in folgender Weise zu säubern:

Nehmen Sie einen kleinen Bausch steriler Watte, die mit kühlem, abgekochtem Wasser befeuchtet ist. Wischen Sie unter sanftem Druck vom äußeren Augenwinkel vorsichtig zum inneren. Nehmen Sie ein frisches Stück Watte und wiederholen Sie den Vorgang. Wenn nötig, verfahren Sie mit frischen Wattestücken am anderen Auge in gleicher Weise.

Gelbe oder weiße Absonderung: Das Weiße der Augen ist rosa verfärbt. Verwenden Sie dieses Mittel zuerst!	*Argentum nitricum D6.* Eine Gabe alle vier Stunden, 2 – 3 Tage lang.
Reichliche Absonderung von mildem weißen oder gelben Eiter.	*Pulsatilla D6.* Eine Gabe alle vier Stunden, 3 – 4 Tage lang.
Im späteren Stadium: Verklebte Lider, besonders am Morgen.	*Calcium carbonicum D6.* Eine Gabe 3mal täglich, 3 – 4 Tage lang.

Der Säugling

Stillen ist immer noch das Beste! Nur in wenigen Ausnahmesituationen gilt dieser Grundsatz nicht.

Über die Muttermilch erhält das Baby Faktoren, die es gegen Infektionen schützen, solange es noch keine eigene Immunität aufgebaut hat. Gleichzeitig liefert die Muttermilch die Nährstoffe, die dem Säugling von der Natur zugedacht sind.

Mit welcher Sorgfalt auch immer Kuhmilch aufbereitet wird, um sie der Muttermilch soweit wie möglich anzugleichen, die darin enthaltenen Eiweißverbindungen stellen dennoch »Fremdkörper« dar. Dies kann besonders in Familien mit einer allgemeinen Tendenz zu Allergien zur Entstehung von Ekzemen und Asthma bei Babys führen.

Milchunverträglichkeit

Es kann sich sowohl um Fehler bei der Zubereitung und Darreichung handeln, als auch um eine echte Unverträglichkeit. Holen Sie fachkundigen Rat ein und wechseln Sie nicht unnötig von einer Milchpulvermarke zur anderen.

Große Qualen. Das Kind erbricht alles, fällt nach dem Erbrechen in Schlaf. Heftiger Drang und dünner, grüner Stuhl mit unverdauten Bestandteilen.	*Aethusa D6.* 2 – 3 Gaben täglich, bis zur Besserung.
Frösteliges, dickes Baby mit großem Kopf. Kopfschweiß. Blaß und schlaff. Verzögerte Zahnung. Kalkige Stühle.	*Calcium carbonicum D6.* 2 – 3 Gaben täglich, bis zur Besserung.

Verweigert die Milch, die Durchfall verursacht. Bauch aufgetrieben mit lautem Rumoren von schmerzhaften Blähungen.	*Natrium carbonicum D6.* 2–3 Gaben täglich, bis zur Besserung.
Milch wird nach dem Stillen in geronnenen Klumpen erbrochen. Kind lehnt Brust ab. Mürrisch, will nicht beachtet werden.	*Antimonium crudum D6.* 2–3 Gaben täglich, bis zur Besserung.
Kind lehnt Muttermilch ab; erbricht nach dem Trinken; verschluckt sich. Magengegend sehr druckempfindlich. Fröstelig, eigensinnig; Weinen bei freundlichem Zuspruch. Fußschweiß.	*Silicea D6.* Zwei bis drei Gaben täglich, bis zur Besserung.

Blähungen und Koliken

Koliken können ohne Blähungen auftreten – andererseits muß ein rumorender, geblähter Bauch nicht unbedingt zu Koliken führen. Kolikschmerzen kommen und gehen meist rasch. Wenn die Schmerzen am stärksten sind, wird das Kind sich oft hin- und herwinden und die Beine anziehen.

Diese Störungen sind sehr häufig. Wenn ein solcher Zustand jedoch zwei Stunden anhält oder es dem Kind offensichtlich sehr schlecht dabei geht, sollten Sie nicht zögern, Ihren Arzt zu verständigen. Ein seltener, gefährlicher Zustand liegt vor, wenn das Kind an zunehmend häufigen und schweren Koliken leidet. Es zieht die Beine an, schreit vor Schmerzen und fällt dann in Schlaf, wobei es blaß und wie in einem Schockzustand aussieht. Manchmal geht durchfälliger Stuhl mit etwas hellrotem Blut ab.

Rufen Sie dann sofort einen Arzt oder bringen Sie das Kind unverzüglich in ein Krankenhaus!

»Dreimonatskolik«. Wimmernd und gebläht. Erbrechen, bisweilen Verweigerung der Milch. Mitleiderregendes Weinen, verstummt beim Hochheben.	*Pulsatilla D6.* Bis zu 3 Gaben in halbstündlichen Abständen.
Aufgeblähter Bauch. Winde gehen ab in kleinen Mengen, ohne Erleichterung. Besserung durch Wärme. Nicht wesentlich besser, wenn auf dem Arm. Reizbar bei offensichtlichen Schmerzen.	*Chamomilla D6.* Bis zu 3 Gaben in halbstündlichen Abständen.
Fröstelig, reizbar, zornig. Überfütterte Kinder.	*Nux vomica D6.* Bis zu 3 Gaben in halbstündlichen Abständen.
Das Kind windet sich hin und her oder krümmt sich vor Schmerzen. Kann nicht stillhalten. Besser durch Wärme und Abgang von Wind. Zustand bisweilen durch Zorn ausgelöst.	*Colocynthis D6.* Bis zu 3 Gaben in halbstündlichen Abständen.
Schmerzhaft geblähter Bauch. Besser durch Blähungsabgang und Aufstoßen. Deutliche Verschlechterung zwischen 16 und 20 Uhr. Stirnrunzeln. Hellrote Ablagerungen im Urin.	*Lycopodium D6.* Bis zu 3 Gaben in halbstündlichen Abständen.
Blasses Gesicht, aufgetriebener Leib. Schon während des Trinkens unruhig, aber erst einige Zeit danach Aufstoßen. Kalte Haut, insbesondere von den Knien abwärts.	*Carbo vegetabilis D6.* Bis zu 3 Gaben in halbstündlichen Abständen.

Plötzliches, anfallsweises Auftreten mit Gesichtsröte, heißer, schwitziger Haut, oft auch erweiterte Pupillen.	*Belladonna D6.* Bis zu 3 Gaben in halbstündlichen Abständen.
Vor allem bei Brustkindern heftige Leibschmerzen bald nach dem Trinken. Krampfhaft angezogene Beine. Saures Erbrechen, saurer Schweiß, saurer, meist grünlich-schleimiger Stuhl. Erregtes Schreien.	*Magnesium carbonicum D6.* Bis zu 3 Gaben in halbstündlichen Abständen.
Gleiche Symptome wie Magnesium carbonicum, aber heller, knotiger, bröckeliger Stuhl.	*Magnesium muriaticum D6.* Bis zu 3 Gaben in halbstündlichen Abständen.

Wenn der jeweilige Zustand immer wiederkehrt oder die Symptome schwere Ausmaße annehmen und die homöopathischen Mittel keine Besserung bringen, sollten Sie Ihren Arzt um Rat fragen.

Durchfall

Akut auftretender Durchfall kann die Folge einer Darminfektion oder einer speziellen Nahrungsmittelunverträglichkeit sein. Wiederholtes Auftreten kann auch auf Veränderungen in der Ernährungsweise zurückzuführen sein, wie die Entwöhnung vom Stillen zum Beispiel. Zahnung, Infektionen des Halses, der Nase oder der tiefen Atemwege können ebenfalls für Durchfall verantwortlich sein.

Wenn eine Infektion in einer der genannten Körperregionen vorliegt, lesen Sie den entsprechenden Abschnitt im Kapitel Kinderkrankheiten und behandeln Sie diesen Zustand, denn nur dann wird auch der Durchfall aufhören.

Denken Sie bitte auch daran, daß ein Baby sehr schnell Körperflüssigkeit verlieren und in einen ernsten Zustand geraten kann (Austrocknung). Verstärkt wird dieser Vorgang, wenn das Kind erhöhte Temperatur hat, erbricht, die Aufnahme von Flüssigkeiten verweigert, oder bei heißem Wetter.

Wenn es unter diesen Umständen nicht innerhalb höchstens eines Tages zu einer Besserung kommt, sollten Sie nicht zögern, Ihren Arzt zu rufen oder das Kind in ein Krankenhaus zu bringen.

Stühle schmerzlos, sehr übelriechend und wäßrig. Erbrechen und Durchfall gleichzeitig. Rasche Austrocknung möglich. Große Unruhe. Starker Durst.	*Arsenicum album D12.* Eine Gabe zwei- bis vierstündlich, bis zur Besserung.
Blässe mit weißer Oberlippe. Ängstlicher Gesichtsausdruck und Schmerzen. Erbrechen nach Milch. Stühle unverdaut, dünn und grün. Schläfrig, keine Unruhe.	*Aethusa D6.* Eine Gabe zwei- bis vierstündlich, bis zur Besserung.
Gußweise Entleerung von gelben, wäßrigen Stühlen nach dem Füttern.	*Croton tiglium D6.* Eine Gabe zwei- bis vierstündlich, bis zur Besserung.
Verdrießlich, weint und hört nur auf, wenn es auf dem Arm getragen wird. Beine hochgezogen. Schleimige, wäßrige grüne Stühle, wie faule Eier riechend. After rot und wund. Gelber Stuhl wird an der Luft grün.	*Chamomilla D6.* 4–6 Gaben in Abständen von zwei Stunden.

Blasses Gesicht. Weinen. Erbrechen. Mund und Zunge sauber. Faulig riechende Stühle.

Ipecacuanha D6. 4 – 6 Gaben in Abständen von zwei Stunden.

Fröstelig, schaudernd. Reichliche, sauer riechende Stühle. Kolikartige Schmerzen und Blähungen. Anstrengende Stuhlentleerung. Mitunter auch starker Speichelfluß und Mundgeschwüre.

Mercurius solubilis D12. 4 – 6 Gaben in zweistündlichen Abständen.

Durchfall abwechselnd mit Verstopfung

Wenn dieser Zustand auftritt, bleibt er meist über einen Zeitraum von einigen Tagen oder gar Wochen bestehen. Daher ist weniger Eile geboten als beim akuten Durchfall. Dennoch sollten Sie den Allgemeinzustand und die Nahrungs- und Flüssigkeitsaufnahme sorgfältig beobachten und den Rat Ihres Arztes einholen. Darüber hinaus sollte ein homöopathischer Arzt entscheiden, ob das Kind einer konstitutionellen Behandlung bedarf.

Durchfall manchmal mit unverdauten Bestandteilen. Kann bei kaltem Wetter auftreten und durch Wärme gebessert werden.

Nux vomica D6. Eine Gabe 3mal täglich, 3 – 5 Tage lang.

Tritt häufig bei warmem Wetter auf.

Bryonia D6. Eine Gabe 3mal täglich, 3 – 5 Tage lang.

Windelekzem

Diese häufig vorkommende Hautstörung wird meist durch Keime verursacht, die sich in der Windel und auf der Haut im Windelbereich ausbreiten. Diese Keime bauen den Harn zu Ammoniak ab, das auf chemischem Weg den Hautausschlag auslöst. Eine weitere Ursache sind Waschmittelrückstände, die nicht aus der Windel herausgespült wurden.

Stoffwindeln müssen daher wirklich gründlich gewaschen und gespült werden. Schmutzige oder nasse Windeln sind möglichst bald zu wechseln. Das gilt auch für die bei uns heute überwiegend verwendeten Wegwerfwindeln.

Lassen Sie frische Luft an die Haut, sooft es die Umstände erlauben; dabei sollte die Haut gut trocknen können. Tragen Sie eine milde Creme oder Salbe auf, bevor Sie eine Windel anlegen.

Ausschläge im Windelbereich haben nicht selten einen »tieferliegenden« konstitutionellen Ursprung. Sollten Sie mit einem der im folgenden angeführten Mittel keinen Erfolg erzielen, obwohl es Ihnen passend erscheint, empfiehlt sich eine Beratung durch einen homöopathischen Arzt.

Körper heiß, rote Haut. Schlechter in der Wärme. Schlechter durch Baden. Besser an der frischen Luft.	*Sulphur D6.* Eine Gabe 2–3mal täglich. Bei Besserung absetzen.
Fröstelig, dick und schlaff. Besser durch Wärme. Nächtliche Kopfschweiße.	*Calcium carbonicum D6.* Eine Gabe 3mal täglich. Bei Besserung absetzen.
Eher »warmblütig«. Hartnäckiges Windelekzem. Häufig Knie-Ellenbogen-Lage im Schlaf.	*Medorrhinum D12.* Eine Gabe 2mal täglich. Bei Besserung absetzen.

Die ersten Zähne

Im Alter von sechs bis zehn Monaten brechen die ersten Zähne, die unteren Schneidezähne, durch. Zuletzt erscheinen die hinteren Backenzähne zwischen dem 20. und 30. Monat. Vereinzelt kommen Kinder bereits mit Zähnen zur Welt. Andere bekommen erst nach ihrem ersten Geburtstag Zähne. Eine normale Entwicklung kann sich innerhalb einer großen Bandbreite vollziehen.

Die meisten Kinder fühlen sich während der Zahnung unwohl, haben Schmerzen und eine starke Speichelbildung. Das Nagen an einem Stück Zwieback oder das Kauen auf einem Zahnungsring scheint vielen Kindern Erleichterung zu bringen. Gerötete Stellen um den Mund und am Kinn können Sie mit *Calendula-Creme* oder *-Salbe* behandeln. Die angegebenen Mittel helfen die Schmerzen und das allgemeine Unwohlsein lindern. Schlagen Sie bei Schmerzen in Verbindung mit Entzündungen auf Seite 157 nach.

Andere, nicht durch das Zahnen verursachte Störungen wie Ohrinfektionen, Erkältungen oder Husten können gleichzeitig damit auftreten. Es gibt jedoch auch Kinder, die bei jedem durchbrechenden Zahn zu Husten neigen. Vergleichen Sie die unter den Abschnitten »Husten« (Seite 109) und »Erkältungen und Grippe« (Seite 102) angegebenen Mittel.

Fröstelig, dick und schlaff. Nächtliche Kopfschweiße.	*Calcium carbonicum D6.* Eine Gabe 3mal täglich. Bei Besserung absetzen.
Fröstelig, jedoch dünner und drahtiger.	*Calcium phosphoricum D6.* Eine Gabe 3mal täglich, falls erforderlich.
Starke Schmerzen. Große Reizbarkeit. Kann nicht beruhigt werden. Zornig, durch Herumtragen gebessert. Durchfall grün und übelriechend.	*Chamomilla D6.* Eine Gabe 3mal täglich.

Das Schreikind

Versuchen Sie zunächst festzustellen, was dem Kind fehlt, bzw. ob ihm überhaupt etwas fehlt:

- Hat das Kind Fieber?
- Sieht es krank aus?
- Muß vielleicht die Windel wieder gewechselt werden?
- Hatte das Baby gerade Stuhlgang? Ist der Stuhl durchfällig und übelriechend?
- Hat das Kind Hunger?

Bei Störungen wie Koliken, Durchfall, Zahnungsbeschwerden usw. schauen Sie auf den entsprechenden Seiten dieses Kapitels nach.

Wimmernd, quengelnd. Hört auf, wenn es liebkost wird. Verlangt vermehrt liebevolle Zuneigung.

Pulsatilla D6. Eine Gabe; wenn nötig, bis zu 3 weitere Gaben in 15minütigen Abständen.

Wimmernd, heulend und ablehnend. Mag nicht hochgenommen werden. Schlechter durch Berührung.

Antimonium crudum D6. Eine Gabe; wenn nötig, bis zu 3 weitere in 15minütigen Abständen.

Zornig, überempfindlich. Fröstelig; besser durch Wärme.

Nux vomica D6. Eine Gabe; wenn nötig, bis zu 3 weitere in 15minütigen Abständen.

Zornig, erregbar, reizbar, schlägt um sich. Läßt sich nicht beruhigen; nicht besser durch Hochnehmen.

Chamomilla D6. Eine Gabe; wenn nötig, bis zu 3 weitere in 15minütigen Abständen.

Fieberkrämpfe und andere Anfälle

Meistens hat das Kind einen Allgemeininfekt mit hoher Temperatur, die eine Störung der Gehirntätigkeit bewirkt. Diese Krämpfe zeigen sich meist als Zuckungen des Gesichts, der Arme und Beine und gelegentlich des ganzen Körpers. Der Atem stockt, die Haut wird dunkelrot, fleckig, dann purpurfarben. Nach einigen Sekunden hören die Zuckungen auf, der Atem setzt wieder ein und die Haut wird wieder rosa. Zunächst sollten Sie:

- Ruhe bewahren.
- Das Kind ausziehen.
- Durch Waschen mit warmem Wasser für Abkühlung sorgen.
- Gleichzeitig das angezeigte Mittel verabreichen.

> Wenn das Kind sich nicht beruhigt oder sich weitere Anfälle einstellen, rufen Sie sofort einen Arzt. Wenn der Zustand sich bessert, vereinbaren Sie möglichst bald einen Termin mit Ihrem Arzt.

Heiß, rot, fiebrig. Erweiterte Pupillen.	*Belladonna D6.* Eine Gabe; nach 15 Minuten wiederholen, falls nötig. Danach bis zu 5mal täglich; 1 – 2 Tage lang weitergeben, wenn die entsprechenden Symptome der zugrundeliegenden Infektion bestehen bleiben.
Zahnung. Starke Erregung, heftige Unruhe.	*Chamomilla D6.* Eine Gabe; bei Bedarf nach 15 Minuten wiederholen.

Zorn und Reizbarkeit.	*Nux vomica D6.* Eine Gabe; wenn nötig, nach 15 Minuten wiederholen.
Nach Schreck.	*Ignatia D6.* Eine Gabe; bei Bedarf nach 15 Minuten wiederholen.

Kleinkinder und Schulkinder

Rachenmandelwucherungen (Polypen)

(Nasale Stimme, Mundatmung, Schnarchen, Schwerhörigkeit oder kurzfristige Taubheit.)

Hierbei handelt es sich häufig um einen Begleitzustand einer Erkältung, bisweilen auch einer akuten Entzündung der Gaumenmandeln. Wenn die unmittelbare, akute Krankheit weicht, schwellen meist auch die Mandeln wieder ab. Dies geschieht jedoch nicht immer, und so kann die akute Störung in eine chronische übergehen.

In bestimmten Fällen ist der Einsatz von Antibiotika berechtigt. Ihren Einsatz darf man nicht rundweg ablehnen, aber ihr wiederholter Gebrauch ist meist wenig sinnvoll. Schleimhautabschwellende und austrocknende Präparate können ungünstige Nachwirkungen haben. Sie mögen dem Patienten eine kurzfristige Linderung verschaffen, doch sollten sie, wenn überhaupt, nur sehr sparsam eingesetzt werden.

Diese Beschwerden lassen zwar im Alter von zehn oder elf Jahren häufig nach, aber die zuvor bestehenden Unannehmlichkeiten sind beachtlich. Der schlechte Allgemeinzustand ihres Kindes bereitet den Eltern manche Sorge. Auch die versäumten

Unterrichtsstunden fallen ins Gewicht. Bei plötzlich auftretenden akuten Phasen können homöopathische Arzneien eine große Hilfe sein.

Man kann auch versuchen, die allgemeine Abwehrkraft des Kindes mit homöopathischen Mitteln »aufzubauen«. Diese Art von Behandlung mit der notwendigen Ausleuchtung des familiären Hintergrundes der Krankheit gehört jedoch in die Hände eines erfahrenen Homöopathen.

Grün-gelblicher Katarrh. Mundatmung. Glucksen in den Ohren mit Gehörminderung. Wimmernd, nach Zuwendung und Zärtlichkeit verlangend. Oft besser an der frischen Luft.	*Pulsatilla D6.* Eine Gabe 2–3mal täglich, für 10–14 Tage.
Schniefend, schnarchend. Lymphknoten an Hals und Nacken geschwollen. Schlucken erschwert. Spürt die Kälte sehr, erkältet sich leicht.	*Silicea D6.* Eine Gabe 2–3mal täglich, für 10–14 Tage.
Anhaltende Mundatmung. Gaumenmandeln und Lymphdrüsen vergrößert. Langsame körperliche und geistige Entwicklung.	*Barium carbonicum D6.* Eine Gabe 2–3mal täglich, 10–14 Tage lang.

Falls die Symptome sich wieder einstellen, behandeln Sie erneut in der angegebenen Weise.

Flüssigkeit in den Ohren (verklebte Ohren)

Dieser Zustand tritt meist nach Ohrinfektionen als Folge einer Erkältung auf. Manchmal dauert er nur einige Tage, manchmal aber auch Wochen. Wenn Störungen des Gehörs fortbestehen, sollten Sie einen Arzt aufsuchen, damit das Ausmaß der Hörbeeinträchtigung festgestellt werden kann. Werden Ohr-, Nasen- und Halsinfektionen zeitig und fachgerecht behandelt, wird es selten zu solchen Beschwerden kommen. Falls diese jedoch schon längere Zeit bestehen, wird die homöopathische Selbstbehandlung mit Erste-Hilfe-Mitteln kaum ausreichen. Dann sollten Sie den Rat eines erfahrenen homöopathischen Arztes einholen, der den Fall in seiner Gesamtheit beurteilen kann. Hierbei müssen auch die persönliche und die familiäre Vorgeschichte des Patienten berücksichtigt werden.

Zeitweise Schwerhörigkeit oder Taubheit. Glucksende, blubbernde Geräusche in den Ohren.	*Pulsatilla D6.* Eine Gabe morgens und abends, 4–8 Wochen lang. Oder: *Kalium sulphuricum D6.* Eine Gabe morgens und abends, 4–8 Wochen lang.

Wenn die Schwerhörigkeit beseitigt scheint und ein normaler Trommelfellbefund erhoben werden kann, setzen Sie das Mittel ab.

Wenn das Trommelfell noch nicht wieder ganz normal ist oder das Gehör sich verbessert, jedoch immer noch Schwankungen unterliegt, gebrauchen Sie das Mittel noch einen weiteren Monat. Lassen Sie die Ohren danach erneut untersuchen. Sollten dann immer noch Zweifel bestehen, lassen Sie sich an einen HNO-Arzt überweisen.

Bettnässen

Zum Bettnässen kommt es, wenn die Kontrolle über die Blase während des Schlafs verlorengeht und der Urin unbewußt abgeht. Bei manchen Kindern hat sich nur die nächtliche Blasenkontrolle noch nicht entwickelt, andere verlieren auch tagsüber noch Urin. Manche von ihnen sind einfach viel zu sehr mit Spielen beschäftigt, um rechtzeitig auf die Toilette zu gehen. Meistens ist es sinnvoll, das Kind an eine einigermaßen regelmäßige Benutzung der Toilette zu gewöhnen.

Nur wenige Kinder haben Tag und Nacht Harnträufeln. Sie brauchen eine eingehende ärztliche Untersuchung hinsichtlich etwaiger anatomischer Anomalien und der Kontrolle der Blasenfunktion.

Bei den meisten Bettnässern liegen keine ernsten körperlichen Störungen vor. Oft handelt es sich um sensible und ängstliche Kinder. Die Behandlung besteht dann vor allem darin, das Kind zu unterstützen und zu ermutigen. Mit abnehmender Ängstlichkeit wird auch das Bettnässen nachlassen. Scheuen Sie sich nicht, eventuell einen Kinderpsychologen hinzuzuziehen.

Allgemeine Maßnahmen

- Ihr Kind braucht Zuwendung, Ermutigung und Lob statt Tadel. Ignorieren Sie die »nassen Nächte« und erteilen Sie besonderes Lob für die »trockenen«.
- Geben Sie dem Kind am Abend und vor dem Schlafengehen nicht viel zu trinken.
- Das Kind sollte vor dem Schlafengehen dreimal auf die Toilette gehen, etwa eine Stunde, eine halbe Stunde und dann unmittelbar vor dem Schlafengehen.
- Wenn die Eltern zu Bett gehen, sollten sie nach dem Kind sehen und es eventuell noch einmal auf die Toilette führen.

Neben all diesen Maßnahmen können Sie homöopathische Arzneien unterstützend einsetzen. Oft ist das Bettnässen ein langwieriges Problem. Wenn die angegebenen Mittel keine Hilfe bringen, sprechen Sie mit einem erfahrenen homöopathischen Arzt.

Große Urinmengen. »Überschwemmt das Bett« im ersten Schlaf.	*Plantago D6* oder *D12.* 5 – 10 Tage lang eine Gabe jede Nacht.
Näßt das Bett später in der Nacht. Ängstlich und reizbar.	*Lycopodium D6* oder *D12.* 5 – 10 Tage lang eine Gabe jede Nacht.
Näßt auch tagsüber ein. Urin geht beim Husten ab. Bettnässen im ersten Schlaf; bemerkt den Harnabgang nicht.	*Causticum D6.* Eine Gabe 3mal täglich, 5 – 10 Tage lang.
Träume und Alpträume. Unwohlsein und Empfindlichkeit in der Blasengegend. (Befragen Sie Ihren Arzt wegen einer möglichen Infektion.)	*Equisetum D6.* Eine Gabe bis zu 6mal täglich, 5 – 10 Tage lang.
Bettnässen im ersten Schlaf (besonders bei Mädchen).	*Sepia D6.* Eine Gabe 3mal täglich, 5 – 10 Tage lang.
Bettnässen, besonders bei Jungen.	*Causticum D6.* Eine Gabe 3mal täglich, 5 – 10 Tage lang.

Erkältungen und Grippe

Es läßt sich kaum verhindern, daß Ihr Kind in der Schule mit ansteckenden Krankheiten in Berührung kommt. Viele Kinder machen in ihren ersten Schuljahren eine ganze Reihe von Infektionskrankheiten durch.

Wenn das Kind im Grunde genommen gesund ist, brauchen Sie sich keine allzu großen Sorgen darüber zu machen, denn durch die Auseinandersetzung mit den verschiedenen Erregern entwickelt das Kind seine Abwehrkräfte. Jede dieser Krankheiten läßt sich mit homöopathischen Mitteln zufriedenstellend behandeln und kann als notwendiger Schritt im Reifeprozeß betrachtet werden.

Problematisch wird es dann, wenn ein Kind sich eine Krankheit nach der anderen zuzieht, ohne jemals richtig zu genesen – eine Situation, die sich durch die Verordnung von Antibiotika noch wesentlich verschlechtern kann.

Maßnahmen zur Vorbeugung

Eine ausgewogene Ernährung mit viel frischem Obst und Gemüse ist unerläßlich.

Zusätzliche Vitamine, besonders Vitamin C, sollten während und nach Infektionskrankheiten in ausreichenden Mengen zugeführt werden. Viele Menschen sind der Ansicht, daß zusätzliche Vitamin-C-Gaben Infektionen vorbeugen helfen. In der medizinischen Wissenschaft ist die Wirksamkeit zwar immer noch umstritten, aber das sollte Sie von der Einnahme von Vitamin C jedenfalls nicht abhalten.

Kinder brauchen viel Bewegung und sollten sich genug austoben können, um abends eine gesunde Müdigkeit zu verspüren. Lassen Sie Ihr Kind soviel wie möglich an der frischen Luft spielen, wo es dem Sonnenlicht ausgesetzt ist. Allzu starke Sonnenbestrahlung oder gar Sonnenbrände sind natürlich zu vermeiden.

Echinacea-haltige pflanzliche Präparate (oder auch Echinacea-Urtinktur) haben nachweislich einen stimulierenden und ausgleichenden Einfluß auf das Immunsystem. Zur Vorbeugung sollten sie über ca. zwei Wochen angewandt werden, wobei sich die Dosierung entsprechend den Herstellerangaben nach dem Alter richtet. Strikt abzuraten ist aber von sogenannten »homöopathischen« Komplexpräparaten, in denen nach dem Schrotschußprinzip mehrere homöopathische Einzelmittel zusammengemischt sind. Wie in der Einleitung ausführlich dargelegt, ist Homöopathie ihrem Wesen nach stets Einzelmittel-Homöopathie.

Diese Methode der Vorbeugung ist nur so lange fortzusetzen, bis der allgemeine Gesundheitszustand des Kindes sich offensichtlich gebessert hat und es während des vorangegangenen Winters nicht zu schlimmen Erkältungen, Halsschmerzen, Katarrhen oder Ohrenbeschwerden gekommen ist. Wenn diese Erkältungskrankheiten erfolgreich homöopathisch behandelt werden, haben sie einen verkürzten Verlauf, und die Kinder genesen danach vollständig.

Erste Anzeichen und Anfangsstadien

- Verwenden Sie die homöopathischen Arzneien gemäß den Hauptsymptomen des Patienten. Ändert sich das Symptomenbild, wechseln Sie, wenn nötig, das Mittel.
- Bettruhe ist angezeigt. Wenn das Kind sonst schlecht zur Ruhe kommt, betten Sie es in Ihrer Nähe. Das Zimmer sollte hell und gut gelüftet sein. Das Kind sollte nicht zuviel anhaben und sich nicht überhitzen.
- Lassen Sie Ihr Kind viel trinken.
- Denken Sie bitte daran, daß Kinder mit fortschreitender Genesung Spielzeug, Spiele und Puzzles brauchen, um sich sinnvoll zu beschäftigen. Die »hypnotische« Wirkung von übermäßigem Fernsehen sollten Sie zu vermeiden versuchen.

Erste Anzeichen und Beginn bei kaltem Wetter und sehr kaltem, trockenem Wind. Ruhelos, fiebrig, fröstelig. Kälte. Niesen, trockener Husten. Kitzeln im Hals.	*Aconitum D6* oder *D12.* Eine Gabe ein- bis zweistündlich bis zur Besserung.
Beginn bei kaltem Wetter und sehr kaltem, trockenem Wind. Verstopfte, trockene Nase. Sehr fröstelig, kalt und reizbar. Halsschmerzen, Rückenschmerzen. Kann sich nicht erwärmen.	*Nux vomica D6.* Eine Gabe ein- bis zweistündlich bis zur Besserung.

Frösteln, Unruhe, Schwäche. Augen tränen. Fließschnupfen mit einem Gefühl von Brennen, Niesen bessert nicht. Durst auf kalte Getränke.

Arsenicum album D12. Eine Gabe ein- bis zweistündlich bis zur Besserung.

Häufige Niesanfälle. Wäßriger Schnupfen, der Oberlippe und Nase wund macht. Reizloser Tränenfluß.

Allium cepa D6. Eine Gabe stündlich bis zur Besserung.

Langsamer Beginn bei mildem, feuchtem Wetter. Dumpfheit, benommener Blick. Schmerzen im Kopf, Nacken und Schultern, die sich zu den Armen und Beinen ausbreiten können. Schwäche, leichtes Fieber. »Klumpen im Hals«.

Gelsemium D6. Eine Gabe ein- bis zweistündlich bis zur Besserung.

Frösteln nach Durchnässung. Schlechter durch feuchte Umgebung oder feuchtes Wetter. Niesen und verstopfte Nase.

Dulcamara D6. Eine Gabe ein- bis zweistündlich bis zur Besserung.

Niesanfälle. Wundmachender Tränenfluß, rotgeränderte Augen. Nicht wundmachender Fließschnupfen.

Euphrasia D6. Eine Gabe ein- bis zweistündlich bis zur Besserung.

Spätere Stadien

Während die Erkrankung zurückgeht, verändert sich die Schleimabsonderung von wäßrig-flüssigen zu dickflüssigeren, gefärbten Ausscheidungen. An der allgemeinen Pflege des Patienten ändert sich meist wenig, doch wenn die Symptome sich deutlich verändern, müssen Sie auch das homöopathische Mittel wechseln.

Im folgenden finden Sie einige Mittel, die in den späteren Stadien von Erkältungskrankheiten in Frage kommen. Sie werden feststellen, daß die Erkrankungen mit Hilfe dieser Arzneien rascher und komplikationsärmer verlaufen und der Patient schneller wieder bei guter Gesundheit ist.

Niesen mit Fließschnupfen und wunder Nase. Wunde Oberlippe. Rote, tränende Augen. Schlechter in geschlossenen Räumen. Besserung durch frische Luft.	*Allium cepa D6.* Eine Gabe alle 2 – 3 Stunden bis zur Besserung.
Erkältung beginnt in der Nase und schlägt sich auf die Brust. Halsschmerzen. Harter, trockener, schmerzhafter Husten. Reizbar. Starke Kopfschmerzen, »zum Bersten«.	*Bryonia D6.* Eine Gabe alle 2 – 3 Stunden bis zur Besserung.
Zähflüssiger, grün-gelblicher Katarrh. Nase nachts und in geschlossenen Räumen verstopft. Schnupfen fließt morgens und im Freien. Fühlt sich allgemein besser an der frischen Luft.	*Pulsatilla D6.* Eine Gabe alle 2 – 3 Stunden bis zur Besserung.
Erkältung breitet sich zum Hals aus. Übelriechender Atem. Unruhig, mit pochenden, drückenden Kopfschmerzen. Frösteln und Zittern. Grünlicher Schnupfen. Husten mit Schleimansammlung in der Brust.	*Mercurius solubilis D12.* Eine Gabe alle 2 – 3 Stunden bis zur Besserung.

Schwäche, Steifheit, Zerschlagenheitsgefühl der Muskulatur. Erhebliche Schmerzen tief in den Knochen und den Augen. Fieber. Oft mit Erbrechen.

Eupatorium perfoliatum D6. Eine Gabe alle 2–3 Stunden bis zur Besserung.

Erkältungen mit Husten

Bei manchen Patienten »schlägt sich jede Erkältung auf die Brust«. Oft besteht auch eine familiäre Disposition zu solchen Reaktionen. Zwar können die im folgenden angegebenen Mittel im akuten Fall eine gute Hilfe sein, aber wahrscheinlich wird nur die konstitutionelle Behandlung durch einen erfahrenen homöopathischen Arzt diese Tendenz von Grund auf ändern können.

Beginnende Bronchitis. Schmerzhafter, trockener oder feuchter Husten. Fieber. Beschleunigter Puls.

Ferrum phosphoricum D6. Eine Gabe alle 2–3 Stunden bis zur Besserung.

Bronchitis mit pfeifender Atmung, Verschleimung der Brust. Atmung laut und erschwert. Nasenflügel erweitert, »Nasenflügelatmen«.

Antimonium tartaricum D6. Eine Gabe alle 2–3 Stunden bis zur Besserung.

Stechende Schmerzen. Trockener Krampfhusten. Verschlechterung durch die geringste Bewegung, durch Husten oder Niesen.

Bryonia D6. Eine Gabe alle 2–3 Stunden bis zur Besserung.

Verstopfung

Allgemeine Maßnahmen

- Halten Sie Ihr Kind dazu an, die Toilette regelmäßig aufzusuchen, aber problematisieren Sie die Sache nicht allzusehr.

- Versuchen Sie Ihr Kind dazu zu erziehen, beim ersten Stuhldrang gleich auf die Toilette zu gehen. Dies ist jedoch leichter gesagt als getan, besonders wenn das Kind gerade mit Lesen, Spielen oder Fernsehen beschäftigt ist.
- Eine ausreichende Flüssigkeitszufuhr trägt dazu bei, den Stuhl nicht hart werden zu lassen. Denken Sie daran, daß Ihr Kind bei sehr heißem Wetter, im Krankheitsfall und besonders bei hohem Fieber einen erhöhten Flüssigkeitsbedarf hat.
- Sorgen Sie für eine ballaststoffreichere Ernährung. Dies geschieht am besten durch Vollkornbrot und andere Vollkornprodukte sowie durch einen höheren Anteil an Obst und Gemüse. Verringern Sie gleichzeitig den Anteil an raffinierten und konservierten Nahrungsmitteln – mit anderen Worten, sorgen Sie für eine Ernährung mit Lebensmitteln, die diese Bezeichnung im wahrsten Sinne des Wortes verdienen.

Muß bei einem weichen, klebrigen Stuhl pressen. Stuhlentleerung erst möglich, wenn sich eine größere Menge angesammelt hat. Trockenheit des Mastdarms. Angezeigt auch bei älteren Kindern, die unverdauliche Dinge essen.

Alumina D6. Eine Gabe, 2–3mal täglich, mit einsetzender Besserung seltener.

Häufiger, erfolgloser Stuhldrang. Kleine Mengen bei jedem Versuch. Mit Durchfall abwechselnd. Reizbar und überempfindlich.

Nux vomica D6. Eine Gabe morgens und abends, mit einsetzender Besserung seltener.

Stuhldrang fehlend. Keine Beschwerden dabei. Darmtätigkeit wie erloschen.

Opium D6. Eine Gabe morgens und abends, mit einsetzender Besserung seltener.

Auffallendes Wohlbefinden auch bei tagelanger Verstopfung. Schweiß am Hinterkopf, Verlangen nach (weichgekochten) Eiern. Dickliche, ängstliche, eigensinnige Kinder.

Calcium carbonicum D12. 2mal täglich eine Gabe, bei Besserung absetzen.

Husten

Husten ist ein Symptom für eine Reizung der Luftwege. Bei der Einatmung von Staub, Rauch oder Dämpfen kann Husten plötzlich auftreten. Bei Kindern erscheint Husten meist im Zusammenhang mit Erkältungen und Infekten, die den Hals oder die Bronchien betreffen.

Zur Vereinfachung der homöopathischen Mittelfindung können wir eine Einteilung in drei Gruppen vornehmen, obwohl sich die Symptome teilweise überschneiden.

- *Trockener Husten*, z.B. bei Hals- und Kehlkopfentzündungen. Dieser Husten ist trocken, kurz und schmerzhaft.
- *Krampfartiger Husten*, z.B. Keuchhusten. Die Hustenstöße wiederholen sich und können mit pfeifender, ziehender Atmung einhergehen. Die Hustenanfälle enden häufig mit Würgen oder gar Erbrechen.
- *Lockerer Husten*, z.B. bei Erkältung mit Bronchitis. Bei dieser Art von Husten kommt es zu mehr oder weniger reichlicher Bildung von Schleim und Auswurf. Bei dickem, zähem, klebrigem Auswurf grünlicher oder dunkelroter Färbung sollten Sie Ihren Arzt konsultieren, um eine Lungenentzündung nicht zu übersehen.

Allgemeine Maßnahmen

Bei schlechtem Wetter ist es meist besser, wenn der Patient in einem warmen, gut gelüfteten Raum bleibt. Um den Husten möglichst zu beruhigen, sollten Sie auch Temperaturschwankungen oder den Aufenthalt an Orten meiden, wo der Husten sich verschlechtert. Überprüfen Sie sorgfältig die Symptome des Patienten und wählen Sie das ähnlichste Mittel.

Wenn Ihr Kind eine Erkältung oder eine Virusinfektion hat, könnte es auch hilfreich sein, die Abschnitte über Erkältungen, Grippe und Krupp durchzugehen, um so zu einem umfassenderen Bild zu gelangen (schlagen Sie auf den Seiten 102 und 112 nach). Falls Sie sich nicht zwischen zwei Mitteln entscheiden können, geben Sie erst eines von beiden. Wenn sich nach einigen Gaben keine Tendenz zur Besserung zeigt (und sich die Symptome nicht geändert haben), versuchen Sie es mit dem anderen Mittel.

Sie sollten Ihren Arzt rufen, wenn

- der Allgemeinzustand sich verschlechtert,
- das Kind noch andere gesundheitliche Probleme hat,
- es ihm innerhalb von drei bis vier Tagen nicht besser geht.

Trockener Husten

Kruppähnlicher Husten bei sehr trockenem, kaltem Wetter. Angst und Unruhe. Fieber, Durst, kein Schweiß.	*Aconitum D12.* Eine Gabe alle 15 Minuten, bei einsetzender Besserung seltener.
Rauher, lauter, kruppähnlicher Husten. Plötzlicher Beginn bei kaltem Wetter. Besser in einem warmen, feuchten Raum.	*Hepar sulphuris D6.* Eine Gabe alle 15 Minuten, bei Besserung seltener.
Wunde, reißende, brennende Schmerzen bei einem kruppähnlichen Husten. Besserung durch heiße Getränke.	*Spongia D6.* Eine Gabe alle 15 Minuten, bei Besserung seltener.

Langsam verlaufendes, allmähliches Fieber. Reizung der Atemwege. Husten schlechter durch Bewegung und beim Eintritt in einen warmen Raum. Mögliche Verschlechterung nachts. Großer Durst auf kalte Getränke. Stechende Schmerzen in Hals oder Brust.

Bryonia D6. Eine Gabe alle 15 Minuten, bei Besserung seltener.

Krampfartiger Husten

Anfälle von trockenem Husten – erinnern an Keuchhusten. Schlechter nachts und im Liegen. Pfeifende Atmung möglich. Gelegentlich kruppähnlicher Husten.

Drosera D6. Eine Gabe, nach Bedarf wiederholen, oder eine Gabe in Abständen von 2 – 3 Stunden.

Krampfartiger Husten mit krähendem Geräusch. Besser durch kleine Schlucke von kaltem Wasser.

Cuprum metallicum D6. Eine Gabe viertelstündlich bis zur Besserung.

Anfälle von krampfhaftem Husten. Je mehr man hustet, desto größer wird der Reiz.

Ignatia D12. Eine Gabe morgens und abends oder 3mal täglich und nach jedem Hustenanfall.

Lockerer Husten

Krampfhusten, schlechter an der frischen Luft. Außer Atem. Rasche Schleimbildung, wird bisweilen erbrochen. Saubere Zunge.

Ipecacuanha D6. Eine Gabe stündlich bis zur Besserung.

Zähflüssiger, gelber, lockerer Schleim. Fließschnupfen. Auswurf tagsüber, nachts trocken. Besser

Pulsatilla D6. Eine Gabe 3 – 4mal täglich, bei Besserung seltener.

an der frischen Luft. Häufig angezeigt am Ende der Erkrankung.

Lockerer Schleim, zähflüssig, läßt sich schwer abhusten. Außer Atem. Pfeifende Atmung. Rasselgeräusche auf der Brust. »Nasenflügelatmen«.	*Antimonium tartaricum D6.* 4–6mal täglich eine Gabe, bei Besserung seltener.

Pseudo-Krupp

Es handelt sich hierbei um einen Krampf (Spasmus) der Stimmbänder, der die *Einatmung* erschwert und ein Erstickungsgefühl hervorruft. Pseudo-Krupp tritt meist nachts auf. In manchen Fällen hat das Kind bereits einen Husten oder eine Erkältung, in anderen Fällen stellt sich dieser Zustand plötzlich »aus heiterem Himmel« ein. Dabei ist ein krähendes oder krächzendes Geräusch zu hören, häufig in Verbindung mit einem bellenden oder metallisch klingenden Husten. Diese Symptome ängstigen Eltern und Kind oft sehr, was das Problem noch weiter verschlimmern und möglicherweise einen Teufelskreis aus Spasmus, Atemnot und Angst erzeugen kann.

Ein Pseudo-Kruppanfall kann zwischen einer und drei Stunden dauern und dann rasch nachlassen, aber in den folgenden zwei oder drei Nächten wiederkehren.

»Echter« Krupp kann bei Diphtherie auftreten. Diese Erkrankung muß unbedingt sofort ärztlich behandelt werden. Auch Pseudo-Krupp kann gefährlich sein und darf nicht ignoriert werden.

Allgemeine Maßnahmen

- Bleiben Sie ruhig und versuchen Sie, diese Ruhe auf Ihr Kind zu übertragen.

- Fassen Sie Ihr Kind sanft und behutsam an. Aufsitzen ist meist die beste Lage, doch lassen Sie das Kind sich so hinlegen, wie es am liebsten liegen möchte.
- Verwenden Sie die am besten passende homöopathische Arznei.
- Sorgen Sie für ein warmes, feuchtes Raumklima, indem Sie ständig kochendes Wasser verdunsten lassen. Unterlassen Sie diese Maßnahme jedoch, falls Ihr Kind sie ablehnt.
- Sie sollten Ihren Arzt rufen, wenn es keine deutlichen Zeichen der Besserung innerhalb einer halben bis einer Stunde gibt, wenn die Krämpfe schlimmer werden oder die Atmung noch schwieriger wird, oder auch wenn die Lippen und Fingernägel sich blau verfärben.

Geben Sie die passende Arznei alle zehn Minuten, mit zunehmender Besserung seltener. Sie können sie auch in Wasser aufgelöst schluckweise verabreichen (→ Einleitung, Seite 17).

Verwenden Sie dieses Mittel im ersten Stadium von fieberhaften Erkrankungen, besonders, wenn sie mit Angst einhergehen. Verwenden Sie es als erstes Mittel bei Pseudo-Krupp, vor allem, wenn er nach Aufenthalt in kaltem, trockenem Wind auftritt. Husten und lautes Atemgeräusch beim Ausatmen.	*Aconitum D12.*
Dieses Mittel kann auch bei Hustenanfällen mit Erstickungsgefühlen hilfreich sein. Schlechter in einer kalten Umgebung, durch kalten, trockenen Wind. Rasselnder, würgender Husten. Atemnot bei jedem Hustenstoß. Schlimmer gegen Morgen. Muß sich aufsetzen	*Hepar sulphuris D12 oder D6.*

und den Kopf nach rückwärts beugen. Häufiger Harndrang, dunkelgelber Urin mit weißem Sediment. Gefühl, als stecke eine Fischgräte im Hals. Stechende Schmerzen von Ohr zu Ohr. Schwitzen bei der kleinsten Bewegung; auch viel kalter, saurer Schweiß, meist vor Mitternacht. Nachts kaum Auswurf.

Kann von guter Wirkung sein vor allem bei hellhaarigen Kindern, die aufwachen und durch einen heftigen Husten würgen müssen. Trokkener, zischender Husten; auch sägendes Geräusch bei jedem Hustenstoß. Starkes Erstickungsgefühl wegen erschwerter Einatmung. Erleichterung durch Hochlagerung von Kopf und Schultern. Schlechter vor Mitternacht (im Liegen). Besser durch warme Getränke und Speisen.

Spongia D12 oder D6.

Schwerer katarrhalischer Krupp: Extremes Rasseln von Schleimmassen im Kehlkopf und oberen Brustbereich bei jedem Hustenstoß, zuvor beim Luftholen lautes pfeifendes, brummenes, brüllendes, sägendes Geräusch. Nacken gestreckt, Kopf zurückgebeugt, kaum Auswurf. Besser durch Auswurf oder Erbrechen. Gesicht bläulich, kaltschweißig. Rascher Puls, Erschöpfung. »Nasenflügelatmen«.

Antimonium tartaricum D12 oder D6.

Vorangehende Heiserkeit. Abends schlechter. Kehlkopfschmerzen; Flüssigkeiten schwieriger zu schlucken als feste Speisen. Schleimrasseln im Kehlkopf bei Ein- und Ausatmung. Lang hingezogene Einatmung mit rauschendem Geräusch, dabei Kehlkopf nach unten gezogen, Brustkorb bewegt sich kaum. Kind will, daß man es auf den Arm nimmt und mit ihm umherläuft(!). Atemnot schlimmer durch kalte, besser durch warme oder sogar heiße Getränke, aber schlechter durch warme Raumtemperatur. Pfeifendes, sägendes Geräusch. Häufiger bei hellhaarigen und helläugigen Kindern angezeigt.

Bromium D12 oder D6.

Krampfartiger Krupphusten. Das Kind erwacht aus einem festen Schlaf mit plötzlichem Erstickungsgefühl, metallisch klingendem trockenen Husten, beschleunigter Atmung. Gerötetes Gesicht, blutunterlaufene Augen. Aufgeregt, fällt aber nach 1 – 2 Stunden wieder in Schlaf und atmet ganz normal, erwacht dann wieder mit einem erneuten Hustenanfall. Heiserkeit, sehr schmerzhafter, unerträglicher hackender Husten, auch mit Blässe und Verwirrtheit. Keine Anfälle tagsüber.

Kalium bromatum D12 oder D6.

Wiederkehrende Heiserkeit, sogar Stimmverlust nach Krupphusten. Große nervliche Erschöpfung, kalter Schweiß, rasselnde Atmung. Verschlimmerung gegen Morgen. Kehlkopf berührungsempfindlich, Sprechen schmerzhaft. Hungergefühl. Paßt besonders bei hochgewachsenen, schlanken, nervösen Kindern.	*Phosphorus D12 oder D6.*

Beobachten Sie den Zustand des Kindes. Rufen Sie Ihren Arzt, wenn sich keine Besserung oder gar eine Verschlechterung einstellt!

Ohrenschmerzen

Ohrenschmerzen sind meist die Folge einer Infektion hinter dem Trommelfell, die sich aus einer Infektion des Halses oder der oberen Luftwege entwickelt hat. Das Trommelfell entzündet sich und wird schmerzhaft. Es kommt zur Eiterbildung hinter dem Trommelfell, die den Druck verstärkt und das Trommelfell sich nach außen wölben läßt – dabei nimmt der Schmerz zu. Gleichzeitig beginnt das Kind sich sehr unwohl zu fühlen und bekommt Fieber. Wenn das passende homöopathische Mittel rasch zum Einsatz kommt, kann der ganze Ablauf gestoppt werden, und das Kind wird sich schnell wieder erholen.

Denken Sie bitte stets daran, daß eine Mittelohrentzündung einen möglicherweise gefährlichen Zustand darstellt, den Sie nicht vernachlässigen dürfen. Ziehen Sie Ihren Arzt zu Rate, wenn Ihr Kind nicht rasch auf die Behandlung anspricht. In manchen Fällen ist es erforderlich, Antibiotika zusammen mit den homöopathischen Mitteln einzusetzen.

Wenn der oben erwähnte Zustand einmal auftritt und die Behandlung erfolgreich ist, brauchen Sie sich keine Gedanken zu machen. Wenn die Beschwerden jedoch mehrmals im Verlauf des Winters oder zusammen mit häufigen Erkältungen oder Bronchialinfekten auftreten, liegt eine konstitutionelle Schwäche zugrunde, die nur durch eine entsprechende Behandlung behoben werden kann. Dies ist Sache eines erfahrenen homöopathischen Arztes.

Plötzlich einsetzende Ohrenschmerzen, besonders nach Verkühlung bei kaltem, trockenem Wetter. Schmerzen unerträglich und meist schlimmer nachts, etwas besser durch örtlich angewandte Wärme. Haut brennend und trocken; Fieber mit Frösteln. Angst und Unruhe.

Aconitum D12. 3 – 4 Gaben in Abständen von 30 Minuten.

Klopfende Schmerzen, kein ganz so schneller Beginn. Sehr heiße, trockene Haut, Gesicht rot, Pupillen erweitert. Oft kühle Gliedmaßen.

Belladonna D6. Eine Gabe in Abständen von 30 Minuten, bei einsetzender Besserung seltener.

»Zuckende«, reißende Schmerzen, Ohren heiß. Schmerzen schlimmer durch Wärme. Fühlt sich elend. Winselnd und weinerlich. Besser durch Anteilnahme, Hätscheln und Liebkosen.

Pulsatilla D6. Eine Gabe in Abständen von 30 Minuten, bei einsetzender Besserung seltener.

Stechende Schmerzen, unerträglich. Zornig, reizbar. Weiß nicht wie es liegen soll. Widersprüchlich, quengelig. Oft ein Ohr rot, das andere blaß.

Chamomilla D6. Eine Gabe in viertel- bis halbstündlichen Abständen, bei einsetzender Besserung seltener.

Stechende, brennende Schmerzen. Manchmal rote und empfindliche Ohren. Besser durch kalte Umschläge. Schlechter durch Wärme. Heiße, trockene Haut abwechselnd mit Schweiß.

Apis mellifica D6. Eine Gabe in halbstündlichen Abständen, bei einsetzender Besserung seltener.

Ohrabsonderungen

Ohrabsonderungen können aus den Wänden des Gehörgangs kommen, aber auch von einem Trommelfelldurchbruch herrühren, der durch angestauten Eiter verursacht wurde. Ohrenschmerzen, die plötzlich verschwinden und von einer eitrigen Absonderung gefolgt sind, weisen auf einen Trommelfellriß hin. Dies ist jedoch kein schwerer Notfall, denn der Druck hat sich nun gelöst, und wenn die Infektion durch die Behandlung abgeklungen ist, heilt das Trommelfell wieder. Die Perforation schließt sich, und das Gehör normalisiert sich.

Verwenden Sie in diesem Fall weiter das Mittel, das bereits angeschlagen hat, oder gehen Sie zu dem Mittel über, das durch die Art der Eiterabsonderung angezeigt ist. Die Behandlung von Kindern, die an wiederholten Ohrabsonderungen leiden (chronische Ohrenbeschwerden) gehört in die Hände eines erfahrenen homöopathischen Arztes. In manchen Fällen ist die Verwendung von Antibiotika erforderlich. Wenn man sich hierzu entschlossen hat, kann es dennoch hilfreich sein, gleichzeitig das angezeigte homöopathische Mittel zu geben.

Gelber Eiter – entleert sich leicht. Große Empfindlichkeit gegen Zugluft.

Hepar sulphuris D6. Eine Gabe 3mal täglich bis zur Besserung.

Gelb-grüner Eiter; zähflüssig, klebrig.

Pulsatilla D6. Eine Gabe 3mal täglich bis zur Besserung.

Dickflüssiger, weißer, fadenziehender Eiter; sehr klebrig und schwer zu entfernen.
Kalium bichromicum D6. Eine Gabe 3mal täglich bis zur Besserung.

Übelriechender Eiter, eher dünnflüssig, oft blutig, wundmachend. Vermehrter Speichelfluß, übler Mundgeruch.
Mercurius solubilis D12. Eine Gabe 2–3mal täglich bis zur Besserung.

Wenn die Absonderung versiegt, geben Sie das Mittel noch ein, zwei Tage lang weiter und danach Sulphur D6 für zwei weitere Tage.

Fieberhafte Erkrankungen und Infektionskrankheiten

Epidemische Krankheiten
Dank einer Kombination verschiedener Faktoren spielen bestimmte Infektionskrankheiten in den westlichen Ländern keine besondere Rolle mehr. Zu diesen Faktoren gehören bessere Ernährung und Wohnbedingungen, bessere Wasserversorgung und Abwasserbeseitigung und wohl auch Impfungen.

Impfung
Impfungen haben zwar geholfen, Krankheiten wie Diphtherie, Tetanus und Kinderlähmung drastisch einzudämmen, aber manche Kinder haben bedauerlicherweise schwere Reaktionen auf diese Impfungen durchlitten, manche auch bleibende Schäden davongetragen. Da es sich bei den genannten um sehr schwere Erkrankungen handelt, ist eine Impfung aber nicht grundsätzlich abzulehnen. Ob dies jedoch auch für normalerweise viel harmloser verlaufende Kinderkrankheiten wie Masern, Röteln, Mumps und Keuchhusten gilt, ist seit Jahren Gegenstand einer heftigen Diskussion. Es spricht einiges gegen eine kritiklose Durchimpfung der gesamten kindlichen Bevölkerung, so z.B. das in neuerer Zeit zu beobachtende vermehrte Auftreten von Kinderkrank-

heiten im Erwachsenenalter und die Tatsache, daß fast alle Impfstoffe beträchtliche Mengen Quecksilber als Konservierungsstoff enthalten.

Die Entscheidung, welche Impfungen durchgeführt werden sollen, bleibt den Eltern nicht erspart. Nach einer Beratung durch den Arzt sind sie es, die die Verantwortung tragen müssen.

Unter folgenden Umständen sollte mit größter Vorsicht oder gar nicht geimpft werden:

- Krampfanfälle oder eine Familienanamnese von Krampfanfällen oder Epilepsie.
- Eine ungünstige Reaktion auf eine vorangegangene Impfung.
- Eine Familienanamnese von Asthma oder asthmaähnlichen Beschwerden.
- Eine Familienanamnese von Allergien jeder Art.
- Eine Familienanamnese von Ekzemen im Säuglingsalter.

Eine Alternative zu den herkömmlichen Impfungen wären möglicherweise die sogenannten Nosoden, homöopathische Mittel, die aus Krankheitsstoffen hergestellt werden. Diese Mittel werden seit vielen Jahren verwendet, ohne daß jemals unerwünschte Reaktionen oder Nebenwirkungen aufgetreten sind. Das Ausmaß der Schutzwirkung ist aber noch nicht wissenschaftlich untermauert worden.

Allgemeine Maßnahmen

- Lassen Sie Ihr Kind leichte Kleidung in einem warmen, immer wieder gelüfteten Raum tragen
  oder
- Bettruhe mit ebenfalls leichten Kleidern einhalten.
- Ziehen Sie Ihr Kind nicht zu warm an, legen Sie keine Berge von Decken auf, um die Temperatur zu erhöhen, damit die Krankheit »herausgeschwitzt« wird.
- Wenn die Temperatur erhöht ist, verschaffen Sie Ihrem Kind Abkühlung durch Baden, oder lassen Sie es etwas länger als

sonst im Bad spielen.
- Achten Sie auf eine ausreichende und häufige Flüssigkeitszufuhr.

Dosierung: Beim Vorliegen eines der oben beschriebenen Krankheitsbilder geben Sie das angezeigte Mittel wie folgt: Am ersten Tag ein- bis zweistündliche Gaben, in den nächsten zwei, drei Tagen bei einsetzender Besserung entsprechend seltener.

Erste Anzeichen einer Krankheit. Trockene brennende Haut. Fieber, Durst, Frösteln. Angst und Unruhe. Verschlechterung abends und vor Mitternacht. Rot im Liegen, blaß beim Aufrichten.	*Aconitum D12.*
Frühstadium mit hohem Fieber. Trockene, brennende Haut. Rotes Gesicht. Erweiterte Pupillen. Drüsen geschwollen, empfindlich.	*Belladonna D6.*
Unruhig und aufgewühlt. Starke Angst. Schwäche. Braucht Wärme, außer am Kopf. Abwechselnd heiß und kalt. Durst, trinkt kleine Mengen. Schlechter nach Mitternacht.	*Arsenicum album D12.*
Sehr schläfrig und verwirrt. Sieht benommen aus. Halluzinationen. Unregelmäßige Temperatur. Allgemeines Zerschlagenheitsgefühl.	*Baptisia D6.*
Fröstelig und schwitzend. Durst auf große Mengen in längeren Abständen. Kopfweh und Schmerzen.	*Bryonia D6.*

Schlechter durch Bewegung, Erschütterungen und Husten.

Kopf und Glieder fühlen sich schwer und schmerzhaft an. Schläfrig. Langsamer Beginn. Zittern. Kein Durst. Fieberfrost läuft den Rücken hinauf und hinunter. — *Gelsemium D6.*

Leichtes Fieber – langsamer Beginn. Mäßiger Durst. Häufige Schweiße. Schaudern, Kopfschmerzen. Im allgemeinen wenig Symptome. — *Ferrum phosphoricum D6.*

Denken Sie daran, daß einige wenige Gaben von Aconitum D12 in etwa stündlichen Abständen bei den ersten Anzeichen einer Krankheit deren gesamten Verlauf wesentlich beschleunigen oder sie sogar gänzlich abwenden können.

Masern

Nach einem grippeähnlichen Beginn bildet sich ein fleckiger, roter Ausschlag hinter den Ohren, der sich zum Gesicht, zum Rumpf und zu den Gliedmaßen ausbreitet. Gesicht und Augenlider sind angeschwollen. Der ausgeprägten Lichtempfindlichkeit können Sie durch Zuziehen der Vorhänge und durch Verwendung von gedämpften Lichtquellen abhelfen. Das Licht schadet den Augen nicht, wird jedoch als unangenehm empfunden.

Frühe Stadien (→ Seite 120)

Spätere Stadien

Unruhig, winselnd, weinerlich, verlangt Zärtlichkeit und Trost. Lästiger Husten. Verlangt nach frischer Luft.	*Pulsatilla D6.* Eine Gabe 3–4mal täglich, 4–5 Tage lang.
Bronchien beteiligt. Gefühl von Enge auf der Brust, trockener Husten. Sehr durstig, verlangt nach kaltem Wasser, das möglicherweise erbrochen wird.	*Phosphorus D6.* Eine Gabe 3–4mal täglich, 4–5 Tage lang.
Hohe Temperatur; Frostschauer. Benommenes Aussehen, Gesicht geschwollen, Husten. Husten, der Kopfschmerzen verursacht.	*Bryonia D6.* Eine Gabe 3–4mal täglich, 4–5 Tage lang.
Fließschnupfen. Tränende, wunde Augen. Helles Licht verursacht Schmerzen. Leichter Krankheitsverlauf.	*Euphrasia D6.* Eine Gabe 3–4mal täglich, 4–5 Tage lang.

Windpocken

Bei kleinen Kindern bilden sich rosa Flecken am Rücken und breiten sich auf andere Körperteile aus. Sie entwickeln sich zu mit Flüssigkeit gefüllten Bläschen, wie kleine Glasperlen oder Wassertropfen auf der Haut. Die Bläschen werden später gelb. Das größte Problem ist der starke Juckreiz, den die Bläschen verursachen. Eventuell wird man auf juckreizstillende, äußerlich anzuwendende Präparate zurückgreifen. Die homöopathische Behandlung richtet sich nach dem allgemeinen Zustand und der Hautreizung.

Große Bläschen. Reizbar und weinerlich. Verlangt Gesellschaft.	*Antimonium tartaricum D6.* Eine Gabe 3–4mal täglich, 4–5 Tage lang.
Reizbar, weint leicht. Haßt es, angefaßt oder gewaschen zu werden.	*Antimonium crudum D6.* Eine Gabe 3–4mal täglich, 4–5 Tage lang.
Geistige und körperliche Unruhe. Starker Juckreiz.	*Rhus toxicodendron D6.* Eine Gabe 3–4 mal täglich, 4–5 Tage lang.

Verabreichen Sie die Arznei noch einige Male, nachdem die Hauptsymptome zurückgegangen sind. Fragen Sie Ihren Arzt, wenn Sie Zweifel bezüglich neu hinzugekommener Symptome haben oder der Zustand des Patienten sich verschlechtert.

Keuchhusten (siehe auch »Husten«, Seite 109)

Bei Kindern unter sechs Monaten kann diese Krankheit gefährlich, unter einem Jahr zumindest eine sehr beschwerliche Angelegenheit sein. Der Beginn ähnelt einer Erkältung, mit Anfällen von hartem, trockenem Husten, die sich in kurzen Abständen wiederholen, bis schließlich jenes typische »juchzende« Geräusch bei der Einatmung auftritt, gefolgt von Schleimerbrechen und Schwäche.

Im sehr frühen Stadium: Trockener, harter, klingender Husten. Fieber, Durst, heiße Haut. Puls beschleunigt. Angst und Unruhe.	*Aconitum D12.* 2–3 Gaben in Abständen von zwei Stunden.
Bellender, wiederkehrender Husten. Schlechter nachts. Unruhig, weinend. Heiße, rote, trockene Haut.	*Belladonna D6.* Eine Gabe alle 3–4 Stunden oder 4–6mal täglich.

Anfälle von trockenem, bellendem Husten. Schlechter nachts. Pseudo-Krupp (→ Seite 112).

Drosera D6. Zwei- bis vierstündlich eine Gabe, bei Bedarf auch öfter.

Scharlach

Diese Krankheit beginnt mit Kopfschmerzen, Halsweh, schmerzhaften Lymphknoten am Hals sowie mit hohem Fieber. Ein feinfleckiger rötlicher Ausschlag tritt am zweiten Tag auf, wobei die Gegend um den Mund ausgespart bleibt. Das Hauptproblem bei Scharlach sind die möglichen Herz- und Nierenkomplikationen.

Deswegen ist es wichtig, so frühzeitig wie möglich einen Arzt zu Rate zu ziehen. Denken Sie bitte daran, ihn über eine mögliche Antibiotika-Allergie zu unterrichten.

Weitere Erkrankungen nach antibiotischer Behandlung sind allerdings auch bei Scharlach keine Seltenheit, da der Aufbau einer ausreichenden körpereigenen Abwehr unterdrückt wird.

Auch zusammen mit der konventionellen Therapie angewandt, können die homöopathischen Mittel eine wertvolle Hilfe sein. Verwenden Sie die angegebenen Erste-Hilfe-Mittel, bis Sie einen erfahrenen homöopathischen Arzt hinzuziehen können.

Frühstadium (siehe auch Seite 120 f.)

Hellrotes Gesicht, Blässe um den Mund. Große Pupillen. Heiße, trockene Haut. Sehr starke Halsschmerzen.

Belladonna D6. 4 – 6 Gaben in zwei- bis vierstündlichen Abständen, bei Bedarf auch öfter.

Reichlicher Speichelfluß. Schmerzen in Hals und Mund, übelriechender Atem. Frösteln und Kälteschauer mit Fieber abwechselnd.

Mercurius solubilis D12. 4 – 6 Gaben in Abständen von 3 – 4 Stunden.

Mumps

Diese Krankheit kann einen recht unterschiedlichen Verlauf nehmen; es gibt leichte wie auch schwere Verlaufsformen, wobei das Ausmaß der Schwellung der Ohrspeicheldrüse ebenfalls wechselt. In manchen Fällen schwellen auch die Unterkieferdrüsen an.

Geben Sie Ihrem Kind keine sauren oder herben Getränke, da diese Schmerzen in den Drüsen verursachen können, indem sie einen plötzlichen Speichelfluß anregen. Komplikationen kommen bei dieser Krankheit selten vor.

Im Frühstadium (→ Seite 120 f.).

Im vollentwickelten Stadium

Schwere Kopfschmerzen. Starker Speichelfluß, viel Schweiß. Häufig auch enge Pupillen. Hodenschwellung.	*Joborandi D6* oder *Pilocarpinum muriaticum D3.* 4 – 6 Gaben in Abständen von 2 – 4 Stunden.
Hodenschwellung. Zur Nachbehandlung.	*Pulsatilla D12.* Eine Gabe 3mal täglich, 3 – 4 Tage lang.

Pilocarpinum muriaticum ist auf Bestellung in Ihrer Apotheke erhältlich.

Pfeiffer'sches Drüsenfieber (infektiöse Mononukleose)

Es handelt sich um eine Viruskrankheit, die sowohl epidemisch als auch in Einzelfällen auftritt. Betroffen sind meist Schulkinder, Jugendliche und junge Erwachsene.

Die Krankheit beginnt meist mit Müdigkeit, Muskel- und Kopfschmerzen, empfindlichen, geschwollenen Drüsen und Fieber. Halsschmerzen, die trotz Antibiotikabehandlung weiterbestehen, lenken oft den Verdacht auf Pfeiffer'sches Drüsenfieber. In den ersten zehn Tagen tritt bisweilen ein masernähnlicher Ausschlag auf, später kann es zu Gelbsucht und Bauchschmerzen kommen.

Das allgemeine Bild ist sehr unbestimmt und manchmal schwer zu diagnostizieren. Die Bestätigung ist oft nur mit Hilfe von speziellen Blutuntersuchungen möglich.

Manche Patienten sind wochenlang krank, mit Perioden von großer Schwäche, Schweißen und Fieber, die sich über viele Monate hinziehen.

Behandlung

Bettruhe ist bei Fieber angezeigt, überhaupt ist viel Ruhe erforderlich. Große körperliche Anstrengungen sind unbedingt zu meiden (→ Seite 120 f.).

Abgeschlagenheit und Schwäche. Kopfschmerzen, Schläfrigkeit. Muskelschmerzen. Schmerzhafte Geschwüre im Hals, Schlucken erschwert. Vergrößerte Lymphknoten. Fleckiger Ausschlag.	*Ailanthus glandulosa D6.* Eine Gabe 3mal täglich bis die Besserung sich hält.

Schlaflosigkeit

Die Ursache hierfür liegt häufig in zu großer Aufregung am Abend, zu langem Spielen oder Fernsehen, eben dem Fehlen einer ruhigen Vorbereitung auf den Schlaf. Diverse Geräuschquellen zu Hause und in der Nachbarschaft tragen noch ein übriges dazu bei.

Es versteht sich, daß man sich bei hartnäckigen Fällen um all diese Umstände kümmern muß. Bringen Sie Ihr Kind so ruhig wie möglich zu Bett. Achten Sie auf Dinge, die die Einschlafbereitschaft fördern können, wie ein warmes Getränk, eine Gute-Nacht-Geschichte, ein abgedunkeltes Zimmer im Sommer, ein kleines Licht im Winter, ein warmes, gemütliches Bett mit ein paar Lieblingsspielzeugen oder -puppen. Versuchen Sie dabei, das Problem herunterzuspielen. Es gibt zwar keine homöopathischen Mittel, die wie allopathische Beruhigungsmittel wirken, doch eine Reihe von Arzneien können beim Vorliegen bestimmter individueller Symptome eine große Hilfe sein.

Angst und Unruhe. Furcht und Erregung.	*Aconitum D12.* Eine Gabe abends und beim Schlafengehen.
Alpträume. Rotes Gesicht, heiße, trockene Haut. Erweiterte Pupillen, Augen lebhaft und wach. Kopf heiß.	*Belladonna D6.* Eine Gabe abends und beim Schlafengehen.
Kann die Gedanken nicht anhalten. Nach Aufregung, erfreulichen Ereignissen. Sehr geräuschempfindlich.	*Coffea D6.* Eine Gabe abends und vor dem Schlafengehen.
Angst wegen bevorstehender Ereignisse (z.B. Prüfungen oder Eintritt in eine neue Schule), Erwartungsspannung.	*Argentum nitricum D6.* Eine Gabe abends und vor dem Schlafengehen.
Alpträume bei einem sehr empfindsamen, sensiblen Kind. Angst im Dunkeln, vor dem Alleinsein.	*Phosphorus D6.* Eine Gabe abends und vor dem Schlafengehen.
Sehr unruhig. Steht auf und geht umher. Versucht in einem Stuhl oder einem anderen Bett zu schlafen. Zunehmende Besorgnis.	*Arsenicum album D12.* Eine Gabe abends und vor dem Schlafengehen.

Ruhelos, unglücklich, deprimiert, Angst vor dem Alleinsein. Weinerlich und hysterisch.	*Ignatia D6.* Eine Gabe abends und vor dem Schlafengehen.
Empfindlich, geistig rege, reizbar und zornig.	*Nux vomica D6.* Eine Gabe abends und vor dem Schlafengehen.
Überempfindlich, besonders gegen Schmerzen. Reizbar und verdrießlich.	*Chamomilla D6.* Eine Gabe abends und vor dem Schlafengehen.

Statt der D6 kann auch eine D12 gegeben werden.

Halsschmerzen (Mandelentzündung, Rachenentzündung)

Plötzlicher Beginn
Bei einem plötzlichen Beginn sind die Halsschmerzen häufig das einzige Symptom außer einer möglicherweise erhöhten Temperatur. Vergessen Sie jedoch nicht die folgenden grundlegenden Maßnahmen.

- Ruhe – wenn nötig Bettruhe.
- Ausreichende Flüssigkeitszufuhr.
- Weiche Speisen, die leicht zu schlucken sind.
- Besonders bei Kleinkindern hilft Abwaschen mit einem in lauwarmes Wasser getauchten Schwamm, um hohes Fieber auf ein erträgliches Maß zu senken. Bei älteren Kindern kann man eine ähnliche Wirkung erzielen, wenn man sie im Bad spielen läßt, während das Badewasser allmählich abkühlt (selbstverständlich nur bei ausreichend hoher Raumtemperatur und wenn Zugluft ausgeschlossen ist).

Langsamer Beginn
Die Frühsymptome sind hierbei mehr allgemeiner Natur und bilden die Haupthinweise für die Wahl des homöopathischen Mittels.

Fieber. Hals brennend, trocken, prickelnd, hellrot. Schlucken schmerzhaft. Blässe beim Aufsetzen.	*Aconitum D12.* 3 – 4 Gaben in Abständen von 2 – 3 Stunden.
Hals rot und glänzend, Schmerzen beim Schlucken, die evtl. bis zu den Ohren ausstrahlen. Haut sehr heiß und trocken, Gesicht rot.	*Belladonna D6.* Eine Gabe alle 2 – 3 Stunden, bei einsetzender Besserung seltener.
Hals rot, rauh, wund und schmerzhaft. Zunge geschwollen und gelb belegt. Zungenrand weist Zahneindrücke auf. Starker Speichelfluß, dennoch durstig. Übelriechender Atem.	*Mercurius solubilis D12.* Eine Gabe zwei- bis dreistündlich, bei einsetzender Besserung seltener.
Hals dunkelrot, wund. Gefühl als ob der Hals voll wäre. Jeder Schluck erzeugt Schmerzen, die bis zu den Ohren ausstrahlen. Sogar Wasserschlucken schwierig. Steife Nackenmuskeln.	*Phytolacca D6.* Eine Gabe alle 2 – 3 Stunden, bei einsetzender Besserung seltener.
Entwickelt sich bei schwülem Wetter. Kopf schwer. Nacken und Schultern schmerzhaft. Schmerzender Rücken, Fieberfrost zieht hinauf und hinunter. Wenig Durst.	*Gelsemium D6.* Eine Gabe alle 2 – 3 Stunden, bei einsetzender Besserung seltener.

Vorangegangene Erkältung. Gefühl einer Gräte oder eines Krümels im Hals. Äußerer Hals sehr berührungsempfindlich. Reizbar und sehr zugempfindlich.	*Hepar sulphuris D6.* Eine Gabe 3 – 4mal täglich, 2 – 4 Tage lang.
Häufiges Auftreten von Halsschmerzen. Halsschmerzen, die sich langsam entwickeln. Mandeln und Lymphknoten am Hals ständig vergrößert.	*Barium carbonicum D6.* Eine Gabe 3 – 4mal täglich, 5 – 10 Tage lang.

Reisekrankheit

Viele Kinder und auch manche Erwachsene leiden an diesen sehr unangenehmen Beschwerden, die von einfacher Übelkeit und Kopfschmerzen bis zu starkem Erbrechen und sogar Kollaps reichen können.

Angst und Aufregung spielen eine Rolle bei Reisekrankheit, besonders bei Kindern. Der Aufenthalt im stickigen Innenraum eines Fahrzeugs ist ein weiterer wichtiger Faktor. Anderen macht der Geruch von Abgasen, Benzin oder Tabakrauch zu schaffen. Hauptursache bleibt jedoch die Bewegung des jeweiligen Transportmittels und die Empfindlichkeit des einzelnen auf besondere Bewegungsarten.

Vorbeugung
Angst, Unruhe und Aufregung können bereits vor der Reise behandelt werden, sobald die ersten Anzeichen auftreten (→ »Angst«, Seite 134).

Sorgen Sie für ausreichend frische Luft während der Reise. Mit Hilfe von Spielen werden Kinder von ihren Beschwerden abgelenkt. Legen Sie bei Autofahrten häufige Pausen ein.

Behandlung
Geben Sie entweder das für die Angst oder das für die Reisekrankheit angezeigte Mittel eine Stunde vor der Reise.

Angst, die vor der Reise auftritt (siehe die Abschnitte »Angst« auf Seite 134 und »Furcht« auf Seite 167).	*Gelsemium D6, Ignatia D6, Argentum nitricum D6.*
Übererregung, Aufregung und ihre Folgen.	*Coffea D6.*
Übelkeit, Erbrechen, vermehrter Speichelfluß. Metallischer Geschmack im Mund. Schlechter beim Denken an Essen. Stärkere Verschlimmerung durch den Anblick von Speisen oder durch Essensgerüche. Schwindlig, muß sich hinlegen. Besser durch Wärme.	*Cocculus D6.* Eine oder zwei Gaben vor der Reise und beim Auftreten der Symptome während der Reise.
Übelkeit, Erbrechen, Schwindel. Sehr blaß, kalter Schweiß, Ohnmacht. Kollaps. Schlechter durch den Geruch von Tabakrauch. Kopfschmerzen mit dem Gefühl eines Bandes um den Kopf. Besserung durch Kälte.	*Tabacum D6.* Eine oder zwei Gaben vor und eine während der Reise, falls nötig.
Übelkeit durch Benzingeruch. Starker Speichelfluß. Leeregefühl, durch Essen gebessert. Erbrechen und Schwindel durch Lärm verschlechtert. Kopfschmerzen im Hinterkopf und Nacken. Besser durch Schließen der Augen.	*Petroleum D6.* Eine oder zwei Gaben vor und eine während der Reise, falls nötig.

Allgemeinerkrankungen

Akne vulgaris, Mitesser, Pickel

Diese durch hormonelle Gleichgewichtsstörungen verursachten Hautbeschwerden kommen bei Jugendlichen häufig vor. Sie können auch in späteren Jahren auftreten, besonders bei Frauen vor der Regel, oder gelegentlich auch zusammen mit den hormonellen Veränderungen während oder nach einer Schwangerschaft oder in den Wechseljahren. Manche Patienten stellen fest, daß eine zu fettreiche oder üppige Ernährungsweise die Beschwerden verschlimmert.

Bei den Hauterscheinungen handelt es sich um Entzündungen (mit oder ohne Sekundärinfektionen) der kleinen Fettdrüsen der Haut, die verstopft sind. Sie können schmerzhaft oder auch schmerzlos sein.

Äußerliche Behandlung

Alle äußerlichen Maßnahmen sollten so reizlos wie möglich sein – also Finger weg von stark wirksamen antiseptischen Seifen und Einreibungen. Antibiotika- oder kortisonhaltige Hautpräparate sind ebenfalls zu meiden, da es durch den Gebrauch solcher Mittel leicht zu allergischen Reaktionen und dauerhaften Hautschäden kommen kann. Infizierte Stellen oder einzelne Pickel heilen oft schneller ab, wenn man örtlich ein wenig *Calendula*-Salbe aufträgt. Wenn es sich um fettige Haut handelt, ist das Betupfen mit Calendula-Tinktur vorzuziehen.

Mitesser bei öliger Haut. Kleine Pickel auf Gesicht und Stirn. — *Selenium D6.* Eine Gabe morgens und abends.

Schmerzhaftes Brennen und Stechen. Pusteln im Gesicht, in der Brust- und Schultergegend. — *Kalium bromatum D6.* Eine Gabe morgens und abends.

Schmerzhafte rote Pusteln, die gelben Eiter absondern. — *Hepar sulphuris D6.* Eine Gabe morgens und abends.

Versuchen Sie das ähnlichste Mittel für die Dauer von drei bis sechs Wochen. Wenn Sie nur einen Teilerfolg oder gar keinen Erfolg damit erzielen, suchen Sie einen erfahrenen Homöopathen auf. Da Akne die Folge einer allgemeinen inneren Störung ist, werden häufig andere, tiefergreifende konstitutionelle Mittel erforderlich sein.

Angst und Unruhe, innere Anspannung

(Siehe auch »Furcht«, Seite 167)

Angst, die plötzlich und kurzfristig aufgrund bestimmter Umstände auftritt, ist eine ganz natürliche Reaktion und bedarf keiner Behandlung, da Geist und Körper nach kurzer Zeit zum Normalzustand zurückkehren. Bei wiederholtem Auftreten von akuter Furcht und Anspannung oder bei lange anhaltender Angst und Unruhe entwickelt sich ein chronischer Angstzustand. Es handelt sich dann um einen komplexen Zustand, der den Rahmen dieses Buches sprengt.

Wenn Sie Beruhigungsmittel schon über viele Monate oder gar Jahre eingenommen haben, müssen Sie wissen, daß ein plötzliches Absetzen dieser Mittel sehr gefährlich sein kann. Hierbei kann es zu heftigen körperlichen und psychischen Reaktionen kommen. Die Behandlung von solchen Fällen gehört in die Hand eines erfahrenen (homöopathischen) Arztes.

Die Arzneimittelbeschreibungen versuchen die umfassenderen Aspekte der Mittel in gedrängter Kürze zu umreißen und den jeweiligen Typus von Patienten zu schildern, bei denen diese Mittel angezeigt sind. Dieser Ansatz wird in seiner vollständigen Ausprägung als konstitutionelle Behandlung bezeichnet. Der konstitutionelle Ansatz besteht in einer umfassenden Bewertung aller psychischen und körperlichen Aspekte des einzelnen sowie in der Berücksichtigung von Faktoren, die mit Ernährung, klimatischen Reaktionen usw., aber auch mit dem gesellschaftlichen Umfeld des Individuums zu tun haben. Wenn Sie homöopathische Mittel als Erste-Hilfe-Maßnahme in Ihrer Familie einsetzen, werden Sie diesen Ansatz im allgemeinen nicht benötigen.

Umgehen Sie, wenn möglich, streßvolle Situationen. Wo dies nicht möglich ist, müssen Sie lernen – auf welchem Weg auch immer –, mit Streß und dessen Auswirkungen besser umzugehen. Die wenigsten Menschen sind wirklich bereit, ihre liebgewordenen Lebens-, Denk- und Verhaltensweisen zu ändern. Erwarten Sie nicht, daß homöopathische Mittel allein die Folgen von lebenslangen schlechten Gewohnheiten kompensieren können.

Leicht ängstlich und entmutigt. Ängstliche Besorgnis mit Herzklopfen. Vergeßlich und verwirrt. Halsstarrig und langsam. Schlaff, fröstelig. Abneigung gegen Aktivität.	*Calcium carbonicum D12.* Eine Gabe 2–3mal täglich, einige Tage lang, bei einsetzender Besserung seltener.
Überempfindlich. Leicht verängstigt. Angst vor der Dunkelheit. Braucht Zuspruch und Sicherheit. Unruhig und zappelig. Geistig wach, gefühlsbetont, liebenswürdig und anteilnehmend.	*Phosphorus D12.* Eine Gabe 2–3mal täglich, einige Tage lang, bei einsetzender Besserung seltener.

Überempfindlich, sensibel, seufzend. Probleme werden übertrieben. Überreaktionen mit Herzklopfen. Schlaflosigkeit, Verlust des Appetits. Läßt sich leicht »in eine Besserung ablenken«.

Ignatia D12. Eine Gabe 2–3mal täglich, wenn nötig. Kann auch vor bestimmten Ereignissen eingesetzt werden.

Ausgeprägter Mangel an Selbstvertrauen. Angst vor dem Versagen, die überdeckt wird. Reizbar und empfindlich. Haßt Widerspruch.

Lycopodium D12. Eine Gabe 2–3mal täglich, bei Besserung seltener.

Sehr verfroren, dünn und schwach. Nervös, reizbar, halsstarrig. Angst vor bestimmten Ereignissen. Angst vor dem Versagen. Erschöpft nach anstrengenden Tätigkeiten. Fürchtet sich vor Nadeln.

Silicea D12. Eine Gabe 2–3mal täglich, bei Besserung seltener.

Asthma

Das griechische Wort Asthma bedeutet »schweres Atemholen«. Dies kommt durch eine Verengung der kleinen Bronchien tief in den Lungen zustande. Dadurch kann nicht mehr genügend sauerstoffarme Luft ausgeatmet und infolgedessen auch nicht mehr genügend sauerstoffreiche Luft eingeatmet werden. Längerfristig kommt es dadurch oft zur Überblähung der Lungen (Emphysem) sowie zu Erweiterungen der rechten Herzkammer. Es handelt sich also um eine ernste Erkrankung, die unbedingt fachgerechter ärztlicher Hilfe bedarf.

Im Kindesalter tritt Asthma meist im Rahmen von Allergien, oft zusammen mit Ekzemen auf; vor allem im höheren Lebensalter nach Infektionen, die wiederum zu Allergien führen. Sehr häufig sind seelische Faktoren wie Kummer, Ärger und Verdruß Auslöser für Asthmaanfälle oder auch eigentliche Ursachen für Asthmaerkrankungen. Neben der medizinischen ist daher oft auch eine psychotherapeutische Betreuung ratsam.

Leichtere Erkrankungen können Sie mit homöopathischen Mitteln auch selbst zu behandeln versuchen. Schwere und chronische Fälle gehören in die Hände eines erfahrenen homöopathischen Arztes.

> Zögern Sie im Zweifelsfall – besonders bei schweren Asthmaanfällen – nie, sofortige ärztliche Hilfe anzufordern! Neben den schulmedizinischen Medikamenten können Sie dann das angezeigte homöopathische Mittel als Erste-Hilfe-Maßnahme bis zum Eintreffen des Arztes einsetzen.

Plötzlicher Beginn nach Aufenthalt in kaltem, trockenem Wind, nach Temperatursturz, aber auch nach Schreck oder Ärger. Große Unruhe und Angst, die soweit führen kann, daß der Patient seine Todesstunde voraussagt. Will nicht allein bleiben. Muß sich aufsetzen, dabei große Blässe. Trockener Husten.	*Aconitum D6* oder *D12.* Alle zehn Minuten eine Gabe, bei Besserung seltener.
Rascher Beginn nach Abkühlung oder Überhitzung, Wechsel zu Schlechtwetter, sogar nach leisestem Luftzug. Heißes, feuchtes, rotes Gesicht, auch beim Aufsetzen nicht blaß. Erweiterte Pupillen. Rascher, voller Puls. Trockener, oft bellender Husten.	*Belladonna D6* oder *D12.* Alle zehn Minuten eine Gabe, bei Besserung seltener.

Krampfhafter, »erstickender« Husten mit lautem Rasseln in der Brust, dabei Schleim kaum abzuhusten. Übelkeit, Würgen, Erbrechen, saubere Zunge. Oft periodisch, besonders bei feuchtwarmer Witterung auftretende Anfälle.	*Ipecacuanha D6* oder *D12.* Alle zehn Minuten eine Gabe, bei Besserung seltener.
Große Unruhe und Angst, vor allem nach Mitternacht. Eingefallenes Aussehen, Zittern und Frieren. Trockener Husten, Brennen oder Stechen in der Brust. Muß sich aufsetzen. Möchte umhergehen, aber zu schwach dazu. Will nicht alleingelassen werden.	*Arsenicum album D12.* Alle zehn Minuten eine Gabe, bei Besserung seltener.
Asthmaanfälle nach Unterdrükkung von Hautausschlägen (auch bei Kinderkrankheiten), oft nachts oder am frühen Morgen. Atemnot und »erstickender« Husten bis zur Blaufärbung der Lippen, zusammenschnürendes Gefühl in Brustkorb und Magen. Besserung durch Erbrechen. Oft zu Muskelkrämpfen neigende Patienten.	*Cuprum D6* oder *D12.* Alle zehn Minuten eine Gabe, bei Besserung seltener.

Aufstoßen, Sodbrennen

Beim Aufstoßen entweicht in den Magen gelangte Luft durch die Speiseröhre; da dabei oft drückende oder brennende Schmerzen auftreten, wird es umgangssprachlich meist mit Sodbrennen gleichgesetzt. Hierbei handelt es sich im strengen Sinn um Mißempfindungen, die von in die Speiseröhre zurückgeflossenem Mageninhalt herrühren und nicht selten wiederum von saurem Aufstoßen begleitet sind. Da eine genaue Unterscheidung also häufig schwer fällt und für die Wahl des richtigen homöopathischen Mittels auch nicht entscheidend ist, werden die beiden Störungen im folgenden gemeinsam besprochen.

> In neu auftretenden, hartnäckigen Fällen sollten Sie unbedingt einen Arzt aufsuchen, da auch eine Verengung der Speiseröhre aufgrund ernster innerer Erkrankungen vorliegen könnte.

Geben Sie die angezeigte Arznei alle 15–30 Minuten bis zur Besserung.

Aufstoßen oder Erbrechen nach Trinken von kaltem Wasser. »Alles brennt«: Magen, Speiseröhre, Zunge. Saurer Geschmack im Mund. Hochkommen von Speisen bald nach dem Essen.	*Phosphorus D6.*
Starkes Verlangen nach Süßigkeiten, die jedoch nicht vertragen werden. Lautes Aufstoßen, oft nach hastigem Essen. Schmerzhafte Blähungen von Magen und Darm, durch Aufstoßen gebessert. Häufig nervöse Menschen mit Angst vor Prüfungen und anderen bevorstehenden Terminen, immer in Eile.	*Argentum nitricum D6.*

Saures Aufstoßen nach Mehlspeisen, Milch oder zuviel Alkohol, aber auch bei Ärger, Verdruß und Sorgen. Gefühl von einem Stein im Magen. Verstopfungsneigung, Hämorrhoiden. Hastige, zur Überarbeitung neigende Patienten, leicht beleidigt, ärgerlich und aufbrausend.	*Nux vomica D6.*
Leeres Aufstoßen, das die meist geruchlosen Blähungen und die starke Auftreibung vor allem des Oberbauches bessert. Auch scharfes Aufstoßen mit bitterem Mundgeschmack einige Zeit nach dem Essen. Verschlimmerung am späten Nachmittag. Hungergefühl nachts, kann nicht schlafen, ohne etwas gegessen zu haben.	*Lycopodium D6.*
Heftiges, saures Aufstoßen. Durch Alkohol gebessertes Kältegefühl im Magen. Schwächegefühl, innere Zittrigkeit. Ungeduldige, hastig essende Patienten, die »nie Zeit haben«. Alles soll rasch gehen. Oft gewohnheitsmäßiger Alkoholkonsum.	*Acidum sulphuricum D6.*
Langsame Verdauung, nach den genossenen Speisen schmeckendes Aufstoßen. Erbrechen unverdauter Speisen. Weicher, aber oft schwergehender Stuhl mit unverdauten Bestandteilen. Aufgetriebener	*China D6.*

Leib von den Rippenbögen bis zum Unterbauch. Übelriechende, schwer entweichende Winde. Große Berühungsempfindlichkeit am Bauch. Auffälliges Verlangen nach Anregungsmitteln und Leckereien.	

Bindehautentzündung (Konjunktivitis)

Die Augenbindehaut überzieht als schleimhautartige Fortsetzung der Gesichtshaut die Hinterfläche der Lider und das Weiße des Auges bis zum Hornhautrand. Sie entzündet sich leicht durch physikalische und chemische Reize wie z.B. Zugluft, Fremdkörper, gechlortes Wasser, aber auch bei Infektionen oder schlecht korrigierten Sehstörungen. Bei chronischen oder häufig wiederkehrenden Bindehautentzündungen sollten Sie daher einen Augenarzt aufsuchen. Dies gilt selbstverständlich auch, wenn eine Verletzung nicht sicher ausgeschlossen ist.

In akuten oder leichteren Fällen werden Sie häufig mit einem der angegebenen Mittel Erfolg haben. Natürlich ist es wie immer innerlich einzunehmen. Wenn Sie zur momentanen Erleichterung Augentropfen benutzen wollen, achten Sie bitte streng auf das Verfallsdatum und verwenden Sie nie Packungen, die schon ein paar Wochen angebrochen sind.

Beginnende Bindehautentzündung nach Kälteeinwirkung oder durch Fremdkörper im Auge. Sandgefühl, Lichtunverträglichkeit.	*Aconitum D6.* Eine Gabe alle 30 Minuten bis zur Besserung.
Plötzlich und mit großer Heftigkeit auftretende Beschwerden. Kein Tränenfluß. Ausgeprägte Lichtempfindlichkeit bei häufig erweiterten Pupillen.	*Belladonna D6.* Eine Gabe alle 30 Minuten bis zur Besserung.

Bindehautentzündung nach Wassereinwirkung, schlechter nachts und bei feuchtem Wetter. Starke Rötung. Eitriges, wundmachendes Sekret. Augenlider fest geschlossen, Tränenschwall beim Öffnen.

Rhus toxicodendron D6. Eine Gabe halbstündlich bis stündlich, bei Besserung seltener.

Entzündete, rote Lider und Bindehaut. Wundmachendes, eitriges Sekret. Abneigung vor allem gegen künstliches Licht. Verschwommensehen gebessert durch den Lidschlag.

Euphrasia D6. Eine Gabe halbstündlich bis stündlich, bei Besserung seltener.

Längerbestehende, »vernachlässigte« Fälle mit Rötung und Splitterschmerz, durch Hitze verschlechtert. Heiße Tränen. Oft angezeigt nach Fremdkörpern im Auge. Folgt gut nach Aconitum.

Sulphur D6. Eine Gabe 5mal täglich oder D12 eine Gabe 2–3mal täglich, bei Besserung seltener.

Blasenentzündung (Zystitis)

Diese Krankheit äußert sich in schmerzhaftem Wasserlassen, wobei die Betroffenen nicht nur tagsüber, sondern in vielen Fällen auch nachts häufig Harn lassen müssen. Zudem können Harnträufeln, starker Harndrang und sehr schmerzhafte Blasenkrämpfe vorliegen. Eine Blasenentzündung wird meist durch eine Infektion hervorgerufen. Diese Störung läßt sich mit sehr gutem Erfolg homöopathisch behandeln, wenn auch zuweilen Antibiotika erforderlich sein mögen. Auch dann ist es jedoch sinnvoll, gleichzeitig homöopathische Mittel einzusetzen, denn sie können helfen, die Dauer der Antibiotikabehandlung erheblich abzukürzen.

Vorsicht

Bei diesen Symptomen können auch andere Ursachen in Frage kommen. Bei wiederholtem Auftreten von Blasenentzündungen müssen Sie Ihren Arzt aufsuchen, da eine Untersuchung des gesamten Urogenitaltraktes erforderlich sein kann.

Nachdem ernste Erkrankungen mit Hilfe entsprechender medizinischer Untersuchungen ausgeschlossen worden sind, erweist sich die Homöopathie oft erfolgreicher als manche konventionellen allopathischen Behandlungsformen.

Stechende, brennende Schmerzen vor, während und nach dem Wasserlassen. Sehr häufiges Wasserlassen. Kleine Mengen dunklen Urins mit oder ohne Blut.

Cantharis D6. Eine Gabe in Abständen von einer halben bis einer Stunde, bei Besserung seltener.

Häufiges Wasserlassen mit starkem Harndrang. Sehr schmerzhafte Blasenkrämpfe. Brennende Schmerzen mit wenig oder keinem Urin. Dunkler, blutiger Urin.

Mercurius corrosivus D6. Eine Gabe in Abständen von einer halben bis einer Stunde, bei Besserung seltener.

Häufiges Wasserlassen mit unerträglichen Schmerzen gegen Ende. Wasserlassen leichter im Stehen. Kleine Harnmengen, bluthaltig.

Sarsaparilla D6. Eine Gabe in Abständen von einer halben bis einer Stunde, bei Besserung seltener.

Häufige Entleerung großer Urinmengen. Schmerzen während und nach dem Wasserlassen. Zwischen den Entleerungen ein Gefühl von Müdigkeit in der Blase. Bettnässen bei Kindern.

Equisetum D6. Eine Gabe 3–4mal täglich, bei Besserung seltener.

Blasenentzündungen bei jungverheirateten Frauen. Brennende Schmerzen in der Harnröhre, besonders zwischen den Entleerungen. Schmerzen besser beim Wasserlassen.

Staphisagria D6 oder *D12.* Eine Gabe 2mal täglich, eine Woche lang, bei Besserung seltener.

Von Frauen, die eine Harnröhren- oder Blasenentzündung stets nach dem Verkehr bekommen, kann Staphisagria regelmäßig eingenommen werden, und zwar entweder dreimal pro Woche oder jeweils nach dem Verkehr. Eine konstitutionelle Behandlung durch einen erfahrenen homöopathischen Arzt sollte jedoch erwogen werden.

Häufiges Wasserlassen. Harnträufeln. Urinfluß kommt schwer in Gang. Inkontinenz.

Causticum D12. Eine Gabe 2–3mal täglich, bei Besserung seltener.

Hoher Blutdruck (Hypertonie)

Eine krankhafte Erhöhung des Blutdrucks liegt vor, wenn die Messung Werte über 140/90 ergibt, wobei dem zweiten (diastolischen) Wert die größere Bedeutung zukommt. Von schwerer Hypertonie spricht man bei diastolischen Werten über 115.

Bluthochdruck ist eine typische Zivilisationskrankheit unserer Zeit. Nur in 20 Prozent der Fälle läßt sich eine organische Ursache, wie z.B. eine Verengung der Nierenarterien, feststellen. Meistens liegt eine sogenannte essentielle Hypertonie vor, für deren Zustandekommen in der Fachwelt verschiedene Faktoren diskutiert werden. Man darf aber sicher davon ausgehen, daß neben einer persönlichen Disposition auch die Fehlernährung, Hektik, Überbeanspruchung und Entfremdung, denen der moderne Mensch in der Leistungsgesellschaft alltäglich ausgesetzt ist, wesentlich zur Entstehung von Bluthochdruck beitragen.

Bluthochdruck ist eine ernstzunehmende Erkrankung, die nicht selten schwere Folgekrankheiten wie Infarkte, Schlaganfälle und Arteriosklerose nach sich zieht. Eine gründliche Untersuchung und kontinuierliche ärztliche Betreuung sind daher immer erforderlich.

Obwohl heute viele Medikamente zur Verfügung stehen, die den Blutdruck auf physikalisch-chemische Weise wirksam senken können, gelingt dies nicht immer in ausreichendem Maße. Viele dieser Medikamente können zudem erhebliche Nebenwirkungen hervorrufen. Jeder Hochdruckpatient sollte daher aktiv etwas für seine Gesundheit tun, indem er lernt, mit Streß und Ärger besser umzugehen. Hier erweisen sich Gesprächsgruppen oder Entspannungsmethoden wie das autogene Training oft als sehr hilfreich. Zu achten ist auch auf ausreichende Bewegung an der frischen Luft. Dabei schadet es nichts, ins Schwitzen zu kommen, da die Ausscheidung von Flüssigkeit und Salz wesentlich zur Blutdrucksenkung beitragen kann.

> Vor der Aufnahme körperlicher Trainingsprogramme sollten Sie jedoch stets Rücksprache mit Ihrem behandelnden Arzt halten.

Die Homöopathie kann auch im Rahmen der Selbstbehandlung bei Bluthochdruck wertvolle Dienste leisten. Die empfohlenen Arzneien können gefahrlos zusätzlich zu den allopathischen Medikamenten eingenommen werden. Wählen Sie die passendste Arznei und geben Sie sie über einen längeren Zeitraum. Sollte sich nach einigen Wochen keine Besserung zeigen, wenden Sie sich am besten an einen erfahrenen homöopathischen Arzt, der eine konstitutionelle Therapie durchführen kann.

Plötzlicher Blutdruckanstieg nach Verkühlung, durch Verdruß, Aufregung, Angst. Große ängstliche Unruhe.	*Aconitum D12.* Eine Gabe alle 10 Minuten, bei Besserung seltener. Arzt rufen!

Reizbare, gehetzte, chronisch überarbeitete Menschen, die sich zu wenig bewegen und Entspannung in erhöhtem Konsum von Genußmitteln suchen.	*Nux vomica D12.* Eine Gabe 2–3mal täglich, in akuten Fällen alle 10 Minuten, bei Besserung seltener.
Vorgealterte Menschen mit fahlem, faltigem Gesicht. Übergenau. Autoritär, dabei eigentlich selbstunsicher. Neigung zu Blähungen und Gallen- oder Nierensteinen. Herzklopfen abends im Bett. Alles ist schlimmer zwischen 16 und 20 Uhr.	*Lycopodium D12.* Eine Gabe 2–3mal täglich, in akuten Fällen alle 10 Minuten, bei Besserung seltener.
Bluthochdruck bei Patienten mit Arteriosklerose. Allgemeine Verlangsamung, Vergeßlichkeit, Konzentrationsstörung. Dabei manchmal kindisches Benehmen, heitere Stimmung mit »Witzelsucht«.	*Barium carbonicum D12.* 2–3mal täglich eine Gabe über längere Zeit.
Immer in Eile, Furcht, zu spät zu kommen. Vor bevorstehenden Ereignissen wie Prüfungen, Theaterbesuch, Geschäftsterminen. Großes Verlangen nach Süßigkeiten, die aber schlecht vertragen werden. Angst vor einem Schlaganfall.	*Argentum nitricum D12.* Eine Gabe 2–3mal täglich, in akuten Fällen alle 10 Minuten, bei Besserung seltener.
Bluthochdruck bei Nierenerkrankungen. Auffallend harter, gespannter Puls.	*Plumbum metallicum D12.* Eine Gabe 2–3mal täglich über längere Zeit.

Plötzlicher Blutdruckanstieg bei gereizbaren Menschen, die keinen Widerspruch vertragen. Hämmernder Kopfschmerz gleichzeitig mit dem Pulsschlag, ausgelöst oder verschlimmert durch Hitze. Blutandrang zum Kopf mit auffallender Gesichtsröte.

Glonoinum D12. Eine Gabe alle 10 Minuten, bei Besserung seltener. Arzt rufen!

Nervöse Patienten, häufig Frauen in den Wechseljahren. Rascher Blutdruckanstieg mit Angst, Druckgefühl auf der Brust, in den linken Arm ausstrahlenden Herzschmerzen. Engegefühl um den Hals, Kleidung am Hals unerträglich.

Naja tripudians D12. Eine Gabe alle 5 – 10 Minuten, bei Besserung seltener. **Notarzt rufen!**

Blutdruckanstieg mit Nasenbluten oder Augenblutungen, abwechselnd Blässe und Blutwallungen zum Kopf. Rascher Puls. Manchmal Verfolgungsangst.

Crotalus horridus D12. Eine Gabe alle 10 Minuten, bei Besserung seltener. **Notarzt rufen!**

Niedriger Blutdruck (Hypotonie)

Niedriger Blutdruck besteht bei Männern mit Blutdruckwerten unter 110/60, bei Frauen unter 100/60. Schlanke Personen sind viel häufiger betroffen als füllige. Wie beim Bluthochdruck sind auch beim niedrigen Blutdruck die meisten Fälle »essentiell«, also ohne erkennbare Ursache. Zur Blutdruckerniedrigung kann es auch z.B. im Gefolge von Herzkrankheiten und Hormonstörungen kommen. Auch beim niedrigen Blutdruck ist daher eine genaue ärztliche Untersuchung nötig.

Patienten mit zu niedrigem Blutdruck sollten sich ausreichend körperlich bewegen und anstrengen.

Eine Stabilisierung des Blutdrucks mit allopathischen Medikamenten ist häufig mit unangenehmen Nebenwirkungen wie Mundtrockenheit, Herzklopfen oder Zittern verknüpft. Ein Behandlungsversuch mit homöopathischen Mitteln ist daher lohnenswert. Wählen Sie unter den angegebenen die passendste Arznei aus und geben Sie sie über einen längeren Zeitraum. Sollte sich innerhalb einiger Wochen keine Besserung zeigen, empfiehlt sich eine konstitutionelle Therapie durch einen erfahrenen Homöopathen.

Niedriger Blutdruck nach Flüssigkeitsverlusten, z.B. durch Schweiß, Erbrechen, Monatsblutung, Durchfall. Auch in der Stillperiode oder in der Erholungsphase nach durchgemachten Krankheiten. Schwäche, Erschöpfung, eingefallenes Aussehen, dunkle Ringe unter den Augen.	*China D12.* 2–3mal täglich eine Gabe, bei Besserung seltener.
Niedriger Blutdruck bei geistiger und körperlicher Erschöpfung nach physischer oder psychischer Überbeanspruchung, durch Sorgen und Kummer, insbesondere Liebeskummer. Blässe, Augenringe. Jede Anstrengung ist zuviel.	*Acidum phosphoricum D12.* 2–3mal täglich eine Gabe, bei Besserung seltener.
Herzklopfen, schwacher Puls. Rasch wechselnde Gesichtsfarbe, »hektische Flecken« bei Aufregung. Nasenbluten. Neigung zur Blutarmut. Erschöpft, aber reizbar.	*Ferrum phosphoricum D12.* 2–3mal täglich eine Gabe, bei Besserung seltener.

Niedriger Blutdruck bei fieberhaften Erkrankungen mit Zittrigkeit, Schwäche und Benommenheit. Schwacher Puls, der schon bei leichter Anstrengung in die Höhe schnellt. Furcht, das Herz könnte zu schlagen aufhören, wenn man nicht dauernd in Bewegung ist.

Gelsemium D12. 2–3mal täglich eine Gabe, bei Besserung seltener. Bei Bedarf auch häufiger möglich.

Trotz extremer innerer und äußerer Kälte des Körpers deckt der Patient sich ab. Blasse oder bläulich verfärbte Haut, kalter Schweiß. Wäßriger Durchfall, Erbrechen. Verlangen nach kaltem Wasser, das in kleinen Schlucken getrunken, aber bald wieder erbrochen wird. Hinfälliges, ängstliches Aussehen.

Camphora D6. Eine Gabe alle 10 bis 20 Minuten, bei Besserung seltener.

Blutdruck-Abfall und Schwindel beim Aufstehen aus liegender oder sitzender Haltung. Hellhäutige, freundliche, leicht erregbare und begeisterungsfähige Menschen. Herzklopfen beim Liegen auf der linken Seite. Auffallende Furcht vor Gewitter.

Phosphorus D12. Eine Gabe 2–3mal täglich, bei Besserung seltener.

Blutdruck-Abfall im Stehen. Neigung zu venösen Stauungen und bläulicher Verfärbung von Lippen und Gesicht. Redselig, springt von einem Thema zum anderen. Oft eifersüchtig, mißtrauisch. Schlechter morgens, auch die Stimmung. Erträgt keine enge Kleidung, vor allem an Hals und Brust.

Lachesis D12. Eine Gabe 2–3mal täglich, bei Besserung seltener.

Zögern Sie in Zweifelsfällen nie, einen Arzt zu befragen!

Dickdarmerkrankungen

Unter diesen Begriff fallen eine Reihe von Störungen mit wiederholten Durchfällen, Krampfschmerzen, bisweilen Abgang von Blut und Schleim. Gelegentlich tritt leichtes Fieber und Unwohlsein auf. Manchmal ist der Stuhlgang auch normal, oder es besteht Verstopfung mit kleinen Kotmengen.

Wiederholt auftretende Symptome dieser Art müssen von einem Spezialisten untersucht werden, um eine ernstere Krankheit auszuschließen.

Möglich wäre auch eine Infektion durch Erreger oder Parasiten (meist auf Reisen im außereuropäischen Ausland erworben), die durch die konventionelle Medizin rasch und zuverlässig behandelt werden kann. Andererseits könnte auch ein Zustand vorliegen, der einen chirurgischen Eingriff erfordert. Vier Störungen werden hier unter dem Begriff Dickdarmerkrankungen zusammengefaßt. Sie haben einige Symptome gemeinsam: Reizcolon, spastisches Colon, Colitis mucosa und Colitis ulcerosa.

Beim *Reizcolon* handelt es sich um einen Zustand von Überaktivität eines ansonsten normalen Darms. Es gibt Anfälle von Durchfall oder eine vermehrte Häufigkeit normalen Stuhlgangs, mit oder ohne Schmerzen. Diese Anfälle hängen meist mit emotionalem Streß, Übermüdung und geistiger und körperlicher Überaktivität zusammen.

Beim *spastischen Colon* finden sich sehr schmerzhafte Spasmen des Dickdarms, welche durch bestimmte Speisen oder durch Abführmittel hervorgerufen werden. Die Krämpfe werden häufig durch den Abgang von Blähungen oder Stuhl gebessert.

Eine *Colitis mucosa* kennzeichnen Stuhlentleerungen, die von klarem Schleim überzogen, oder Kotstücke, die durch Schleimfäden miteinander verbunden sind. Es können große Schleimklumpen entleert werden. Wenn eine der oben genannten Diagnosen nach Untersuchungen durch Spezialisten gestellt worden ist und die konventionelle schulmedizinische Behandlung nur einen Teilerfolg erbracht hat, können Sie die angegebenen Mittel für die Erste Hilfe einsetzen. Wenn dies wiederum nur eine teilweise Besserung erbringt, sollten Sie einen erfahrenen Homöopathen zu Rate ziehen.

Colitis ulcerosa ist ein möglicherweise gefährlicher Zustand mit Symptomen wie Schmerzen, Fieber, starken Durchfällen mit wechselnden Mengen von Blut und Schleim, deutlichem Gewichtsverlust und allgemeiner Schwäche und Unwohlsein.

Die Behandlung dieser Krankheit ist ausschließlich Sache des Arztes.

Wenn der Patient eine homöopathische Behandlung wünscht, sollte er sich an einen sehr erfahrenen homöopathischen Arzt wenden.

Ängste verschiedener Art, besonders auch Angst vor bestimmten Ereignissen, Erwartungsspannung. Neigung zu Durchfall.

Argentum nitricum D6 oder *Gelsemium D6.* Eine Gabe stündlich bis zweistündlich bei akuten Störungen oder eine Gabe 1 – 3 Stunden vor dem Ereignis.

Durchfallartige Entleerungen jeden Morgen, meist mit schmerzhaften Spasmen.	*Ignatia D6.* Eine Gabe jeden Morgen oder jeden Morgen und Abend.
Wiederholt auftretender schmerzloser Durchfall. Bauch aufgetrieben und empfindlich. Rumoren. Allgemeine Schwäche.	*China D6.* Eine Gabe 3–4mal täglich.
Plötzlich auftretende krampfartige Schmerzen, besser durch Zusammenkrümmen und durch Auflegen einer Wärmflasche auf den Bauch. Schlechter nach Essen und Trinken.	*Colocynthis D6.* Eine Gabe alle 15 bis 30 Minuten bis zur Besserung.
Krampfartige Schmerzen nach emotionalen Krisen. In manchen Fällen auch Durchfall.	*Ignatia D6* oder *D12.* Eine Gabe alle 15–30 Minuten bis zur Besserung.
Stühle flüssig, jedoch mit festen Klumpen. Weißer Zungenbelag. Aufstoßen von Unverdautem.	*Antimonium crudum D6.* Eine Gabe 3mal täglich, bei einsetzender Besserung seltener.
Trockene, voluminöse Stühle, von Schleim bedeckt oder durch Schleimfäden miteinander verbunden. Schmerzhafte Blähungen. Übelriechende Winde.	*Graphites D6.* Eine Gabe 3mal täglich, bei Besserung seltener.

Durchfall

Mit Durchfall werden sehr weiche oder auch wäßrige Stuhlentleerungen bezeichnet, die auch Blut, Schleim und gelegentlich unverdaute Speisen enthalten können und oft recht übelriechend sind. Solchen Störungen liegt meist eine Infektion durch Speisen oder Wasser zugrunde oder auch übermäßiger Genuß von Obst oder ungewohnten Nahrungsmitteln. Häufig treten Durchfälle bei Urlaubsreisen in heiße, sonnige Länder auf.

Mit den im folgenden aufgelisteten homöopathischen Mitteln werden Sie in der Lage sein, in den meisten solcher Situationen zu helfen. Der Reisende und Urlauber wird wohl am häufigsten *Arsenicum* benötigen (wenn dieses Mittel nicht hilft, *Veratrum album*). Bei anhaltenden Durchfällen kann auch medizinische Kohle nützlich sein. Antibiotika sind im allgemeinen wenig hilfreich und führen nur allzu häufig zu einem reaktiven Durchfall und anderen Komplikationen.

Bei sehr heißer Witterung kann es bei alten Menschen und Kindern zu gefährlichen Flüssigkeitsverlusten kommen. Beugen Sie vor, indem Sie genügend zu trinken geben. Bei nervösen Erwachsenen und Kindern kann Durchfall aufgrund von Ängsten, Furcht und innerer Unruhe auftreten. In diesen Fällen muß der Mensch in seiner Gesamtheit mit seiner speziellen Art von Angst behandelt werden. (Beachten Sie auch die Abschnitte »Furcht« auf Seite 167 und »Angst« auf Seite 134.)

Vorsicht

Wenn es im Verlauf von Wochen oder Monaten zu wiederholtem Auftreten von akutem Durchfall kommt, wenn die Stuhlentleerungen Blut oder Schleim enthalten oder der Patient Gewicht verliert und sich allgemein unwohl fühlt, muß ein Arzt zur weiteren Abklärung konsultiert werden.

Schwere wäßrige Durchfälle mit brennenden, stechenden Schmerzen. Frösteln, Schwäche, Angst oder Erschöpfung. In den meisten Fällen Erbrechen, dennoch Durst auf kalte Getränke. Mögliche Verschlimmerung nach Mitternacht. Lebensmittelvergiftungen. Reisedurchfälle. Durchfälle nach Trinken von verunreinigtem Wasser.	*Arsenicum album D6.* Eine Gabe alle 2–3 Stunden, bei Besserung seltener, oder eine Gabe nach jeder Stuhlentleerung.
Starke Übelkeit, die durch Erbrechen nicht gelindert wird. Entleerungen übelriechend, schaumig, gelb oder grün. Kolikartige Schmerzen und Drängen. Krampfartiger Durchfall. Kein Durst, saubere Zunge.	*Ipecacuanha D6.* Eine Gabe zwei- bis dreistündlich, bei Besserung seltener, oder eine Gabe nach jeder Entleerung.
Große Schwäche und Erbrechen. Bitterer Mundgeschmack. Hunger ohne Appetit. Schmerzhaftes Rumoren von Blähungen; Auftreibung. Durchfall mit Abgang von Wind, schlechter nach Obst und Milch.	*China D6.* Eine Gabe zwei- bis dreistündlich, bei Besserung seltener, oder eine Gabe nach jeder Entleerung.
Schwere wäßrige Durchfälle, gußweise entleert. Rumoren von Wind; übelriechend. Schlechter morgens. Kolikartige Schmerzen vorher; Stuhldrang danach. Schwächegefühl nach der Entleerung. Schmerzen besser durch Wärme und Liegen auf dem Bauch.	*Podophyllum D6.* Eine Gabe alle 2–3 Stunden, bei Besserung seltener, oder eine Gabe nach jeder Entleerung.

Schmerzhafte Krämpfe, die plötzlich anfangen und aufhören. Besserung durch starkes Zusammenkrümmen, durch Wärme und starken Druck.	*Colocynthis D6.* Eine Gabe alle 2 – 3 Stunden, bei Besserung seltener, oder eine Gabe nach jeder Entleerung.

Ekzeme

Diese Bezeichnung umfaßt eine Vielzahl unterschiedlicher Hauterkrankungen. Es gibt Ekzeme mit trockener, schuppender Haut, solche mit feuchter, nässender Haut und Ekzeme mit Hautrissen und Blutungen. Häufig juckt die betroffene Partie stark. Der Juckreiz kann zu quälender Schlaflosigkeit, Reizbarkeit und verminderter Leistungsfähigkeit bei der Arbeit oder in der Schule führen. Kratzen kann Infektionen mit weiteren Komplikationen und über einen längeren Zeitraum hinweg auch eine krankhafte Verdickung der Haut zur Folge haben. Die Ursache für Ekzeme liegt in einer Störung der Abwehrmechanismen des Körpers, die zu einer allergischen oder Überempfindlichkeitsreaktion führen. Die Dauer der Störung ist großen individuellen Schwankungen unterworfen. Akute Verschlimmerungen werden häufig durch Streß ausgelöst. Babys, die bereits an Ekzemen leiden, sind möglicherweise allergisch gegen das Eiweiß der Kuhmilch, die sie bei der Flaschenfütterung bekommen, oder gegen die durch Impfungen zugeführten Fremdeiweiße. Meist leiden auch andere Familienmitglieder an allergischen Störungen wie Asthma, Heuschnupfen, »Dermatitis« oder an spezifischen Allergien gegen Nahrungsmittel oder gegen chemische Verbindungen in Kosmetika, Waschmitteln usw.

Die angegebenen Mittel sind ausschließlich für die Erste Hilfe gedacht. Die erforderliche Langzeitbehandlung sollte von einem erfahrenen homöopathischen Arzt durchgeführt werden.

Äußerliche Maßnahmen
Vermeiden Sie soweit irgend möglich die Anwendung von antibiotika- und kortisonhaltigen Präparaten. Denken Sie jedoch bitte auch daran, daß schwere Fälle der ärztlichen Überwachung bedürfen und daß es auch Situationen gibt, in denen kortikosteroidhaltige Medikamente lebensrettend sein können.

Bei *trockenen Ekzemen* sind milde Salben oder Einreibungen eine lindernde Maßnahme, wie *Urtica urens-Salbe* zum Beispiel, je nach der individuellen Reaktion des Patienten.

Nässende und *infizierte Ekzeme* werden wohl am besten mit *Calendula-Lösung* behandelt. Mit einer frisch hergestellten Lösung (zehn Tropfen auf einen halben Liter zuvor abgekochtes Wasser), werden feuchte und immer wieder befeuchtete sterile Gazestücke auf die betroffenen Stellen aufgelegt. Wenn der Zustand sich bessert, wird die Gaze nicht mehr so häufig gewechselt. In manchen Fällen ist *Graphites-Salbe* hilfreich.

Bei Juckreiz können *Paeonia-Salbe* oder *Urtica-Salbe* von Nutzen sein.

Trockene Ekzeme

Warmblütige Patienten, die leicht schwitzen, mit rauher, juckender Haut. Infizierte Areale. Reizzustand schlechter durch Waschen und Bettwärme.

Sulphur D6. Eine Gabe jeden zweiten Tag, eine Woche lang, danach täglich. Setzen Sie das Mittel ab, wenn es eine Reaktion gibt; warten Sie, bis diese sich beruhigt hat und fahren Sie dann fort, falls nötig.

Trockene, rote, juckende Areale, besonders an Händen, Handgelenken und in den Gelenkbeugen. Allgemein besser durch Wärme und wesentlich schlechter bei kaltem, feuchtem Wetter. Kleine Bläschen.

Rhus toxicodendron D6. Eine Woche lang eine Gabe täglich, danach einmal morgens und abends, bis die Besserung sich hält.

Haut sieht ungewaschen, grau, fettig aus. Ekzeme in Knie- und Ellenbeugen. Reizzustand schlechter durch Kälte. Patient friert leicht.

Psorinum D6. Eine Gabe morgens und abends. Bei Besserung absetzen.

Feuchte Ekzeme

Aussickernde klare oder gelbe Absonderung, honigartig. An jeder Körperstelle, jedoch häufig hinter den Ohren und am Kopf.

Graphites D6. Eine Gabe morgens und abends.

Fahren Sie mit der Behandlung fort, bis eine Besserung erzielt ist, und setzen Sie dann das Mittel ab. Wenn das Ekzem wieder auftritt, beginnen Sie erneut mit der Behandlung.

Entzündungen, Furunkel und Abszesse

Schwellungen, Schmerzen, Empfindlichkeit und Rötung, die auf der Oberfläche des Körpers auftreten, sind Zeichen einer Entzündung, die eine Abwehrreaktion des Körpers auf eine Infektion durch Erreger darstellt. Die Erreger können über eine Hautverletzung in den Körper eindringen oder auch im Fall einer innerlichen Entzündung auf dem Blutweg in die Peripherie transportiert werden. Wenn die Abwehrreaktion erfolgreich verläuft, geht die Entzündung zurück; wenn die Abwehrreaktion zu schwach oder die Infektion zu stark ist, kann es zur Abszeßbildung kommen. Ein Abszeß ist eine abgekapselte Ansammlung von Eiter, einer Mischung von verflüssigten abgestorbenen Zellen und Erregern sowie Gewebeteilen. Auf der Hautoberfläche kommt es dann zur Bildung eines Furunkels. Furunkel entstehen auch häufig durch eine Infektion von Haarwurzeln (Follikulitis).

Im Laufe des natürlichen Heilungsprozesses gelangt ein Abszeß zur Reife mit anschließender Entleerung des Eiters. Bei einem Furunkel auf der Hautoberfläche ist dies ganz ungefährlich. Bei einem tiefliegenden Abszeß jedoch können der Einsatz von Antibiotika und ein chirurgisches Eingreifen erforderlich sein. Wenn Ihr Arzt einen tiefen Abszeß diagnostiziert, wird er Sie an einen Chirurgen überweisen. Sie sollten seinen Rat auf jeden Fall befolgen. Die gleichzeitige Einnahme von homöopathischen Mitteln ist dennoch sinnvoll.

Ein Karbunkel ist ein erhöhtes, entzündetes Hautareal mit Eiterbildung an mehreren Stellen. Es handelt sich um eine ernste Störung, denn Karbunkel können sich ausbreiten, die Haut zerstören und eine schwere Allgemeinerkrankung verursachen. Ernst zu nehmen sind Karbunkel auch, weil hier häufig eine andere Störung zugrundeliegt, die der Diagnose und Therapie bedarf. Zu denken wäre z.B. an Diabetes mellitus.

> Gehen Sie auf jeden Fall zu Ihrem Arzt und lassen Sie sich untersuchen.

Oft werden Antibiotika erforderlich sein. Wie oben erwähnt, sollten Sie das passende homöopathische Mittel gleichzeitig einnehmen.

Die homöopathischen Mittel werden in drei Gruppen eingeteilt, die den drei Stadien entsprechen, nämlich: Entzündung, beginnende Eiterbildung und fortgeschrittene Eiterbildung und

-entleerung. Teilweise überschneiden sich die Symptome, doch fangen Sie mit dem ähnlichsten Mittel an und wechseln Sie das Mittel, wenn sich das Symptomenbild ändert.

Sie können zusätzlich feuchte *Calendula-Umschläge* anwenden. Dazu gibt man zehn Tropfen in ein Glas kaltes, zuvor abgekochtes Wasser.

Entzündungsstadium

Geringfügigere Frühsymptome einer Entzündung. Leichte Rötung und Schmerzen. Keine Allgemeinbeteiligung des Organismus.	*Ferrum phosphoricum D6.* Eine Gabe 3 – 4mal täglich bis zur Besserung.
Haut infiziert sich leicht. Scharfe stechende Schmerzen. Sehr empfindlich und schmerzhaft. Splittergefühl.	Im Frühstadium, um die Abszeßbildung möglichst zu kupieren: *Hepar sulphuris D12.* Eine Gabe alle vier Stunden bis zur Besserung. Im späteren Stadium, um die Reifung zu beschleunigen: *Hepar sulphuris D6.* Eine Gabe 3 – 6mal täglich bis zur Besserung.

Beginnende Eiterbildung

Wie oben, aber auch:

Schwellung, Haut glänzend. Schmerzen stechend und brennend, schlechter durch warme, besser durch kalte Anwendungen.	*Apis mellifica D6.* Eine Gabe stündlich bis zweistündlich bis zur Besserung.

Hellrote Schwellung. Hitze, klopfende Schmerzen, schlechter durch kalte Anwendungen. Fiebrig.

Belladonna D6. Eine Gabe alle 2 – 3 Stunden bis zur Besserung.

Die umgebende Haut ist blau oder purpurn verfärbt. Große Berührungsempfindlichkeit. Schlechter durch warme Anwendungen.

Lachesis D6. Eine Gabe alle 2 – 3 Stunden bis zur Besserung.

Fortgeschrittene Eiterbildung und Eiterentleerung

Unter Beachtung aller obengenannten Mittel:

Heiß und kalt mit Frösteln. Ruhelos, ängstlich, verwirrt. Rascher Puls und niedrige Temperatur oder hohe Temperatur mit langsamem Puls. **Verständigen Sie Ihren Arzt.**

Pyrogenium D6. Eine Gabe alle 2 – 3 Stunden bis zur Besserung.

Sehr schnell verlaufende Entzündung. Brennende, stechende, klopfende Schmerzen. Große Empfindlichkeit. Ruhelos und ängstlich. **Verständigen Sie Ihren Arzt.**

Tarentula cubensis D12. Eine Gabe alle 2 – 4 Stunden bis zur Besserung.

Erkältung – Anfangsstadien

Erkältungen und Grippe sind ansteckende Krankheiten, die durch Viren verursacht werden. Es gibt viele unterschiedliche Arten, und sie wechseln von Jahr zu Jahr.

Die individuelle Resistenz diesen Viren gegenüber ist von größter Wichtigkeit und hängt vom allgemeinen Gesundheitszustand ab. Um eine gute gesundheitliche Verfassung aufrechtzuerhalten, benötigen wir hochwertige Nahrungsmittel, ausreichende Ruhe und Freizeit, Freiheit von anhaltendem oder schwerem Streß und tägliche körperliche Betätigung. Wenn einer dieser Faktoren zu kurz kommt, wird der Allgemeinzustand beeinträchtigt, und die Krankheitsanfälligkeit steigt.

Die homöopathische Behandlung vermag die Resistenz gegen Krankheiten zu erhöhen. Gut gewählte Mittel beschleunigen die Heilung und reduzieren das Ausmaß von Symptomen wie Katarrh, Sinusitis und Bronchitis.

Sehen Sie sich in diesem Zusammenhang auch die Abschnitte »Erkältungen und Grippe« auf Seite 102 und Seite 180, »Fieberhafte Erkrankungen« auf Seite 119, »Husten« auf Seite 200, »Halsschmerzen« auf Seite 190 an.

Allgemeine Maßnahmen

- Halten Sie sich zu Hause auf und bleiben Sie, wenn möglich, anderen Menschen fern. Dies ist während der ersten Tage, in denen Sie andere sehr leicht anstecken können, eine wichtige Rücksichtsmaßnahme.
- Nehmen Sie zusätzlich Vitamin C – bis zu mehreren Gramm täglich – besonders wenn Sie erhöhte Temperatur haben.
- Wählen Sie eines der angegebenen Mittel und wechseln Sie es, wenn die Symptome sich entsprechend ändern.

Zur Vorbeugung. (Beachten Sie bitte auch die Hinweise auf Seite 102.)

Bei den ersten Anzeichen einer Erkältung. Plötzliches Frösteln. Fieber.	*Aconitum D12.* Am ersten Tag eine Gabe alle zwei Stunden – bis in den zweiten Tag hinein oder über Nacht.
Sehr wunde, schmerzhafte Nasenlöcher und Oberlippe, verursacht durch wundmachenden Fließschnupfen. Niesen. Milder, reizloser Tränenfluß.	*Allium cepa D6.* Eine Gabe zweistündlich, bei Besserung seltener.
Augen rot und wund durch scharfen, wundmachenden Tränenfluß. Reichlicher wäßriger Schnupfen. Niesen.	*Euphrasia D6.* Eine Gabe zweistündlich, bei Besserung seltener.
Plötzliches, starkes Frostgefühl mit Schüttelfrost. Kann nicht warm werden. Patient reizbar. Nase trocken und verstopft.	*Nux vomica D6.* Eine Gabe zweistündlich bis zur Besserung, dann seltener.
Steifer Nacken, Schmerzen in Hals, Rücken und Gliedern. Reichliche Absonderungen von Augen und Nase. Niesen. Verursacht durch Verkühlung oder Durchnässung bei kalter, nasser Witterung.	*Dulcamara D6.* Eine Gabe zweistündlich bis zur Besserung, danach seltener.

Wenn das ausgewählte Mittel Ihre Beschwerden nicht innerhalb 24 Stunden bessert, ist es wahrscheinlich nicht das richtige. Betrachten Sie die Symptome erneut und wählen Sie, wenn möglich, eine andere Arznei. Die zusätzliche Anwendung von *Echinacea-Auszügen* ist auch bei bereits manifesten Erkältungszeichen sinnvoll.

Erkältung – Spätere Stadien

In der Regel folgt der Verlauf einer Erkältung bestimmten individuellen Mustern. Gelegentlich ist es auch eine besondere Art von Infektion, die dem einzelnen gewissermaßen ihren Stempel aufprägt.

Für die homöopathische Mittelfindung ist dies jedoch unerheblich. Sie wählen die Arznei, indem Sie die Hauptsymptome des Patienten mit den Symptomen des Mittels in Übereinstimmung bringen.

Im Verlauf der meisten Erkältungen wird die wäßrige Absonderung der ersten Stadien »sekundärinfiziert«. Es tritt dann ein gelber oder grüner Katarrh auf, der zähflüssig sein kann und oft schwer abfließt. In manchen Fällen breitet sich die Infektion auf die Bronchien, den Hals oder die Ohren aus.

Allgemeine Maßnahmen

- Setzen Sie sich nicht unnötig der widrigen Witterung aus und halten Sie sich von anderen grippekranken Menschen fern.
- Ruhen Sie sich einige Tage aus; geben Sie dem Körper die Möglichkeit, die ganze Krankheit gründlich loszuwerden.
- Machen Sie Dampfinhalationen, um stockende Absonderung zu lösen. Verwenden Sie jedoch keine stark riechenden Präparate wie Pfefferminzöl, Eukalyptusöl oder Einreibungen mit Kampfer und anderen ätherischen Ölen. Diese können die Wirkung der homöopathischen Mittel aufheben. Durch Zusatz von

gewöhnlichem Kochsalz kann die schleimlösende Wirkung verstärkt werden.

- Wenn sich die Symptome ändern, wechseln Sie das Mittel.

Grippeartige Erkältung. Schwerer Kopf, schwere und müde Augen. Frostschauer den schmerzenden Rücken hinauf und hinunter. Schmerzende Arme und Beine. Nase wund. Möchte sich hinlegen und schlafen.	*Gelsemium D6.* Eine Gabe in stündlichen bis zweistündlichen Abständen, bei einsetzender Besserung seltener.
Schmerzen über den Augen. »Stechender«, wäßriger Schleim aus der Nase. Heftiges Niesen. Augen brennen und tränen.	*Kalium jodatum D6.* Eine Gabe in ein- bis zweistündlichen Abständen, bei einsetzender Besserung seltener.
Dickflüssiger, gelber, brennender Nasenschleim. Nasenlöcher bisweilen wund und geschwürig. Starkes Schwitzen, oder fröstelig, friert sogar in einem warmen Raum. Übelriechender Atem.	*Mercurius solubilis D12.* Eine Gabe ein- bis zweistündlich, bei einsetzender Besserung in größeren Abständen.
Zähflüssiger, fadenziehender, gelber oder grüner Nasenschleim. Kann auch blutgefleckt und schwer auszuschneuzen sein. Dicke, klebrige Krusten in der Nase.	*Kalium bichromicum D6.* Eine Gabe ein- bis zweistündlich, bei einsetzender Besserung in größeren Abständen.
Fadenziehende, klebrige, gelbe Sekrete aus der Nase, schwer loszuwerden. Schleim tropft in den Rachen hinab.	*Hydrastis D6.* Eine Gabe in Abständen von 1 – 2 Stunden, bei Besserung seltener.

Frostbeulen und schlechte Durchblutung

»Schlechte Durchblutung« ist ein weiter Begriff, unter den eine ganze Reihe von Störungen fallen wie kalte Hände und Füße, »abgestorbene Finger«, fleckige, marmorierte Beine, schmerzhafte Krämpfe und Frostbeulen. Frostbeulen treten an den Ohren, Fingern und Zehen auf. Es handelt sich um Gewebsschäden, verursacht durch Gefäßspasmen, die durch Kälte ausgelöst werden. Gelegentlich auftretende Frostbeulen können im Rahmen der Ersten Hilfe behandelt werden, doch weisen wiederholtes Auftreten oder langes Bestehen auf eine konstitutionelle Schwäche hin. Beim sogenannten *Morbus Raynaud*, gekennzeichnet durch blau oder weiß verfärbte Finger, handelt es sich um einen besonderen Zustand. Der Auslöser ist auch hier Kälte, speziell kaltes Wasser. Bei diesen Beschwerden müssen Sie einen erfahrenen Homöopathen aufsuchen, eventuell auch einen Facharzt zur Durchführung von besonderen Untersuchungen.

Vorbeugende Maßnahmen

- Tun Sie etwas für Ihren Kreislauf, indem Sie für ausreichende körperliche Betätigung und Bewegung sorgen.
- Setzen Sie Ihre Hände, Ohren und Füße nicht unnötig der Kälte aus und achten Sie auf ausreichend warme Kleidung und warmes Schuhwerk.
- Homöopathische Mittel können eine wirksame vorbeugende Maßnahme sein. Verwenden Sie das Mittel, das Ihnen im Winter zuvor geholfen hat. Wenn Sie das erste Mal homöopathische Mittel nehmen, wählen Sie es auf der Grundlage der Symptome, an die Sie sich vom vorangegangenen Winter her erinnern können. Nehmen Sie eine Gabe wöchentlich; wenn die Symptome dennoch auftreten, überprüfen Sie, ob es das richtige Mittel ist und befolgen Sie die angegebene Dosierung.

Schlechte Durchblutung

Kalte Hände und Füße. Blaue oder »abgestorbene« weiße Finger und Zehen. Schmerzen und Krämpfe. Brennen durch Kälte gebessert.

Secale D6. Eine Gabe morgens und abends, bei Besserung seltener bzw. absetzen.

Krämpfe und brennende Schmerzen, die durch Wärme gebessert werden. Kalte Hände und Füße.

Arsenicum album D12. Eine Gabe morgens und abends, bei Besserung seltener bzw. absetzen.

Krämpfe – besonders nachts bei älteren Menschen. Kalte Hände und Füße. Blaufleckige Haut. Krämpfe im Bereich der Waden und Füße.

Cuprum metallicum D6. Eine Gabe morgens und abends oder eine Gabe jede Nacht vor dem Schlafengehen. Bei deutlicher Besserung absetzen.

Bei akuten Zuständen können die Arzneien auch öfter, z.B. ein- oder zweistündlich gegeben werden.

Frostbeulen

Rote Schwellungen. Pusteln. Brennen, Jucken und Ameisenlaufen. Schlechter durch Kälte.

Agaricus D6. Eine Gabe morgens und abends bis zur Besserung, bei akuten Zuständen häufiger.

Blaue Flecken. Stechende Schmerzen. Schlechter durch Wärme. Besser durch Kälte und Bewegung.

Pulsatilla D6. Eine Gabe morgens und abends bis zur Besserung, bei akuten Zuständen häufiger.

Furcht

Furcht ist meist eine Reaktion auf eine bestimmte Ursache. In manchen Fällen ist jedoch keine Ursache offenkundig. Bisweilen handelt es sich nicht einfach um eine plötzliche, unmittelbare Reaktion, sondern um eine Reaktion, die in bestimmten Situationen immer wieder auftritt. Man spricht dann von phobischen Ängsten, wie zum Beispiel Klaustrophobie (Angst in geschlossenen Räumen, Raumangst) oder Agoraphobie (Angst auf offenen Plätzen, Platzangst). In anderen Fällen wiederum erscheint die Furcht wie ein anhaltender Zustand von erhöhter Angst und Anspannung.

Wenn die im folgenden angegebenen homöopathischen Mittel korrekt gewählt werden, können sie bei der Behandlung solcher Zustände eine Hilfe sein. Andere Maßnahmen wie Psychotherapie sind möglicherweise ebenfalls nötig. Ohne Zweifel müssen Fälle länger bestehender Furcht von einem erfahrenen Homöopathen sorgfältig analysiert werden, ehe eine Behandlung beginnen kann. Es können Monate vergehen, ehe diese eine deutliche Wirkung zeigt.

Bei geringfügigeren Schwierigkeiten, wie Lampenfieber oder Prüfungsängsten, geben Sie die Mittel vor dem Schlafengehen bereits einige Nächte vorher, sowie am Morgen oder Nachmittag des eigentlichen Ereignisses.

Plötzliche Panik, Schrecken oder Schock. In manchen Fällen auch völlig unvorhergesehen auftretend. Aufgeregt, Alpträume. Auch stark beschleunigte Atmung mit Herzklopfen und Taubheitsgefühl, oder Ameisenlaufen in Wangen, Händen oder Füßen.	*Aconitum D12.* Eine Gabe sofort, alle zehn Minuten bis zu 3- oder 4mal wiederholen, wenn nötig.

Nach akutem Schock oder Unfällen.	*Arnica D12.* Eine Gabe sofort, wenn nötig alle zehn Minuten wiederholen.
Erwartungsspannung vor einem Ereignis; Examensängste oder Lampenfieber. Panische Angst in einer Menschenmenge, einem Lift, einer U-Bahnstation. Aufgeregt. Patient bewegt sich schnell.	*Argentum nitricum D12.* Wenn möglich, eine Gabe vor dem Ereignis oder bei Bedarf wiederholen.
Furcht, unerklärliche Ängste. Körperliche und geistige Unruhe. Angst vor dem Alleinsein, besonders spätnachts.	*Arsenicum album D12.* Eine Gabe sofort, bei Bedarf halbstündlich wiederholen.
Zittrige Schwäche, »vor Angst wie gelähmt«. »Ganz verdattert«. Geist wie leer, kann weder sprechen noch denken. Examensängste, Lampenfieber.	*Gelsemium D12.* Wenn möglich, eine Gabe vor dem Ereignis, bei Bedarf wiederholen.
Anhaltende Furcht. Furcht wiederkehrend durch Erinnerung an das Ereignis, das die Furcht ursprünglich ausgelöst hat.	*Opium D12.* Eine Gabe sofort, 3 – 4 Tage lang wiederholen.

Fußschweiß

Unter diesem lästigen Problem leiden viele Menschen. Im Handel werden allerlei Präparate angeboten, die es zum Verschwinden bringen sollen. Bei Fußschweiß handelt es sich aber wie bei allen anderen Absonderungen des Körpers um eine sinnvolle Ausscheidungsmaßnahme des Organismus, nicht um eine »Fehlregulation«. Eine bloße Unterdrückung des Schweißes kann wie jede Unterdrückung von Symptomen zu unangenehmen Folgen führen. Mit dem richtigen homöopathischen Mittel wird der Organismus in die Lage versetzt, mit Störungen seines inneren Milieus besser fertig zu werden. Der Fußschweiß als »Ausweg« erübrigt sich dann.

Geben Sie die passende Arznei zweimal täglich, mit Einsetzen der Besserung seltener, und setzen Sie sie ab, sobald der Fußschweiß verschwunden ist.

Sehr übelriechender, säuerlicher, wundmachender Schweiß in großen Mengen. Eiskalte Füße, die auch im Bett kaum warm werden. Häufig gleichzeitig brüchige, gespaltene, eingewachsene Nägel. Sehr fröstelige, magere Menschen, oft mit allgemeiner Neigung zu Zysten- oder Fistelbildung. Nervöse, eigensinnige Kinder, die weinen, wenn man freundlich mit ihnen spricht.	*Silicea D12.*
Kalter, säuerlicher Schweiß, der die Fußsohlen wund machen kann. Vermehrt abends sowie vor, während und nach der Menstruation. Kalte Füße, die im Bett nur warm werden, wenn der Patient Socken trägt. Auffallender Kopfschweiß im Schlaf. Wohlgenährte, manchmal etwas träge, unbeholfene Patienten, die schon bei leich-	*Calcium carbonicum D12.*

ter Anstrengung schwitzen. Zielstrebig planende, verstandesbetonte Menschen. Kinder fühlen sich wohl bei Verstopfung.

Übelriechender Fußschweiß vor allem nach der Menstruation. Kann wunde Stellen zwischen den Zehen verursachen. Überkritische, reizbare, ärgerliche Frauen mit gelblicher Gesichtsfarbe. Erschöpfte, resignierte Mütter. Neigung zu »hektischen Flecken« am Hals und im Gesicht. — *Sepia D12.*

Fußschweiß vor allem nachts und morgens sowie nach dem häufig durchfälligen, sehr übelriechenden Stuhlgang. Brennende, heiße Füße, die zur Kühlung aus dem Bett gestreckt werden, tagsüber aber kalt sein können. Temperamentvolle, hitzige Personen mit allgemeiner Neigung zu brennenden Schmerzen. Selbstbezogene, oft wenig rücksichtsvolle Personen, die sich gern mit theoretischen Problemen befassen. Kinder, die sich nicht waschen lassen wollen. — *Sulphur D12.*

Extrem stinkender Fußschweiß, wegkrümelnde Zehennägel. — *Acidum butyricum D12.*

Geistige Überarbeitung, Konzentrationsstörung

Viele Menschen leiden unter Schwächezuständen, Konzentrations- und Merkfähigkeitsstörungen als Folge anhaltender geistiger Überlastung. In unserer modernen Leistungsgesellschaft mit stetig steigenden Anforderungen an die persönliche Belastungsfähigkeit, verbunden mit zunehmender Reizüberflutung, sind immer mehr Erwachsene und auch Schulkinder davon betroffen. Neben geistiger kann auch emotionale Überforderung zu Erschöpfungszuständen führen.

Verschaffen Sie sich ein möglichst umfassendes, klares Bild von der aktuellen Verfassung des Patienten und wählen Sie das Arzneimittel, das am besten mit den vorliegenden Symptomen übereinstimmt. Mit dem passenden Mittel wird sich innerhalb weniger Tage eine deutliche Besserung zeigen. Andernfalls überdenken Sie den Fall bitte neu und geben Sie eventuell ein anderes Mittel.

Versuchen Sie nicht, homöopathische Arzneien als Aufputschmittel zu mißbrauchen. Sie wirken stets über eine gezielte, auf das einzelne Individuum abgestimmte Stärkung der Lebenskraft. Unterstützen Sie diesen Prozeß durch ausreichend Schlaf und eine wohldosierte Mischung aus Ruhe und Bewegung an der frischen Luft. Empfehlenswert sind zudem oft Entspannungstechniken wie das autogene Training, die auch »zwischendurch« eingesetzt werden können.

Geben Sie die passende Arznei zwei- bis dreimal täglich, bei beginnender Besserung seltener; setzen Sie sie ab, sobald sich der Zustand des Patienten stabilisiert hat.

Konzentrationsstörung beim Lernen, Lesen, Rechnen. Überlastete, fleißige »Kopfarbeiter«, die sich in die Erschöpfung hineinarbeiten; dann schlaflos, reizbar, übergenau.	*Nux vomica D12.*

Gedächtnisschwäche, Wortfindungsstörungen. Oft gleichzeitig Magenbeschwerden.

Nervöse Schwäche durch geistige Überarbeitung, schweren Kummer oder Sorgen. »Ausgebrannt«, gleichgültig, müde, traurig. Bleiernes Schweregefühl bei jedem Versuch einer Anstrengung. Schulkopfschmerz vor allem bei zu schnell gewachsenen Jugendlichen.

Acidum phosphoricum D12.

Nervöse Erschöpfung bei »Kopfarbeitern« und Geschäftsleuten. Die geringste geistige Anstrengung verschlechtert. Großes Ruhebedürfnis. Kopfschmerzen vor allem im Hinterkopf, in die Wirbelsäule ausstrahlend, brennend. Schlechter durch jede Bewegung und Anstrengung. Müdigkeit und Schweregefühl am ganzen Körper. Schwächegefühl im Rücken.

Acidum picrinicum D12.

Konzentrationsstörung und Benommenheit, Schwäche, Zittern. Schwindel und Kopfschmerzen, vom Hinterkopf ausgehend. Erwartungs- und Prüfungsangst. Will alleingelassen werden. Überarbeitete Studenten, die in der Vorlesung einschlafen.

Gelsemium D12.

Plötzlich auftretende Schwäche und Erschöpfung mit »Leere im Kopf«, Unvermögen zu denken, Schreckhaftigkeit, Ängstlichkeit. Will nicht alleingelassen werden. Hochgewachsene, empfindsame Jugendliche, oft mit gebeugter Körperhaltung.	*Phosphorus D12.*
Erschöpfungszustände bei eher korpulenten Kindern mit Schulschwierigkeiten, die aber unter geduldiger Anleitung gute Leistungen erbringen können. Trotz einer gewissen Trägheit Neigung zu zielstrebigem Planen, Hartnäckigkeit. Will sich nichts anmerken lassen.	*Calcium carbonicum D12.*
Vorzeitig nachlassende geistige Fähigkeiten bei alten Menschen. Konzentrations- und Auffassungsstörung. Schwierigkeit, sich auszudrücken. Traurig, unruhig, leicht aufgeregt. Gehemmt, vor allem in Gesellschaft. Empfindlich gegen Musik.	*Ambra grisea D12.*

Gelenks- und Wirbelsäulenbeschwerden (Arthritis, Arthrose, Rheuma)

Gelenksbeschwerden können sich im Rahmen verschiedener Allgemeinerkrankungen einstellen.

Bei länger bestehenden oder häufig wiederkehrenden Beschwerden sollten Sie durch einen Arzt abklären lassen, ob z.B. Rheuma, Gicht oder ein Abbauprozeß vorliegt.

Der Arzt sollte auch über notwendige weitere Maßnahmen wie Diät oder physikalische Therapie entscheiden. Die in der Schulmedizin verwendeten Rheuma- und Schmerzmittel sind leider oft mit erheblichen Nebenwirkungen wie Magengeschwüren oder Leberschäden behaftet.

Andererseits gehört eine Mitbeiligung des Bindegewebes innerer Organe häufig zum Krankheitsbild rheumatischer Erkrankungen. Unter diesen Oberbegriff fallen viele verschiedene Krankheiten unterschiedlicher Ursache (Infektionen, Stoffwechselstörungen, Störungen des Immunsystems), deren gemeinsames Merkmal entzündliche Veränderungen der stützenden und verbindenden Strukturen des Bewegungsapparates sind (Arthritis). Die Folge sind neben Schmerzen auch Steifigkeit und sogar Deformierungen der betroffenen Gelenke.

Gicht entsteht durch Ablagerung von Harnsäurekristallen vor allem in Gelenken, die zu Entzündungen führt (Arthritis). Vordringlich ist daher selbstverständlich die Einhaltung einer purinarmen Diät. Purine sind chemische Strukturen, die im Fleisch, in Innereien und den meisten Fischarten vorkommen und im Körper zu Harnsäure abgebaut werden. Bei den meisten Patienten liegt eine erblich bedingte Überproduktion von Harnsäure vor. Oft sind daher auch Familienmitglieder betroffen. Auch Alkoholkonsum kann gichtische Beschwerden mitverursachen.

Bei Abbauprozessen der Knorpel-Knochen-Struktur sollte man nicht einfach von »Verschleiß« sprechen. Störungen des Hormonhaushalts, des Stoffwechsels und der Funktion innerer Organe spielen hier eine wichtige Rolle. Begünstigt werden degenerative Gelenksveränderungen (Arthrosen) auch durch unnatürliche Überbeanspruchung (Hochleistungssport, Übergewicht) sowie durch Gelenksentzündungen und -verletzungen. Für die erfolgreiche homöopathische Behandlung der Gelenkserkrankungen ist die individuelle Symptomatik wichtiger als die Einteilung in gichtische, rheumatische und degenerative Prozesse. Da auch Beschwerden im Bereich der Wirbelsäule häufig auf Erkrankungen der kleinen Wirbelgelenke zurückgehen, gilt für sie grundsätzlich das gleiche. Beachten Sie hierzu auch die Abschnitte »Hexenschuß« und »Ischiassyndrom« auf Seite 198 und 203.

Sie finden im folgenden eine Auswahl der wichtigsten Zustandsbilder und der dazugehörigen Arznei. Eine konstitutionelle Behandlung durch einen erfahrenen homöopathischen Arzt wird in Anbetracht der erblichen Komponente vieler Gelenkserkrankungen oft erforderlich sein.

Gelenkschmerzen bei kalter, feuchter Witterung, nach Durchnässung und Überanstrengung. Schlechter durch Kälte und in Ruhe (nachts) sowie zu Beginn der Bewegung. Besser durch fortgesetzte Bewegung und Wärme. Rheumatische Beschwerden im Herbst. Schwäche, Unruhe.	*Rhus toxicodendron D6.* Im akuten Fall halbstündlich eine Gabe bis zur Besserung. Sonst 3 – 5mal täglich eine Gabe, bei einsetzender Besserung seltener.
Schmerzen in den oft geschwollenen Gelenken nach Unterkühlung oder Durchnässung. Durch kühle Anwendungen besser, durch Wärme schlimmer. Schlechter auch bei der geringsten Bewegung, besser in Ruhe. Oft mürrisch-verdrießliche Stimmung. Durst auf kalte Getränke.	*Bryonia D6.* Im akuten Anfall halbstündlich eine Gabe bis zur Besserung. Sonst 3 – 5mal täglich eine Gabe, bei einsetzender Besserung seltener.

Schmerzen nach Durchnässung, Abkühlung, Wechsel zu Schlechtwetter.

Dulcamara D6. Im akuten Anfall halbstündlich eine Gabe bis zur Besserung. Sonst 3 – 5mal eine Gabe, bei einsetzender Besserung seltener.

Schmerzen in mehr chronischen Fällen. Schlimmer durch trockene Kälte, besser bei Regenwetter. Besser oft auch durch den Genuß kalter Getränke. Häufig große Müdigkeit und Schwäche.

Causticum D6 oder D12. 3 – 5mal täglich eine Gabe, bei Besserung seltener.

Rheumatische Beschwerden bei oder nach Mandelentzündungen. Schlechter nachts, bei feuchtem Wetter, in der Bettwärme und durch warme Umschläge. Besser durch Bewegung. Zerschlagenheitsgefühl.

Phytolacca D6 oder D12. 3 – 5mal täglich eine Gabe, bei Besserung seltener. **Bei anhaltenden Beschwerden den Arzt konsultieren!**

Ziehende Schmerzen. Schlimmer nachts, durch Bewegung, Wärme, nach Weingenuß. Besser durch Kälte, kalte Umschläge. Oft von unten nach oben aufsteigende Schmerzen. Knötchenbildung an kleinen Gelenken (z.B. Finger). Schwäche.

Ledum D6. 3 – 5mal täglich eine Gabe, bei Besserung seltener.

Ziehende Schmerzen meist an Oberarmen und Beinen, oft auch in der Brust. Schlimmer durch kaltes Wetter, im Winter, abends. Schmerzen können auch von

Kalmia D6. 3 – 5mal täglich eine Gabe, bei Besserung seltener.

einem zum anderen Gelenk wandern, häufig von oben nach unten. Häufig schlechter während der Menstruation.	
Dunkelrote, geschwollene Gelenke. Schmerzen vermehrt abends, bei feuchter Kälte, bei jeder Bewegung. Große Schwäche. Rheumatische Beschwerden vermehrt im Frühjahr. Patienten reizbar durch Schmerzen.	*Colchicum D6.* 3 – 5mal täglich eine Gabe, bei Besserung seltener.
Chronischer Rheumatismus mit Verformungen und Verwachsungen der Gelenke, Sehnenverkürzung. Gelenke steif, schmerzhaft; schmerzhafte Muskulatur. Schlechter bei Bewegung, durch Wärme.	*Guajacum D6.* 3 – 5mal täglich eine Gabe, bei Besserung seltener.
Wandernde, oft stechende Schmerzen. Schlechter durch Wärme, abends, in der Ruhe. Besser durch sachte Bewegung und Kälte. Die Schmerzen bringen die Patienten oft zum Weinen, sie verlangen nach menschlicher Nähe und Zuspruch.	*Pulsatilla D6.* 3 – 5mal täglich eine Gabe, bei Besserung seltener.
Schmerzen vor allem in den kleinen Gelenken und an den Sehnenansätzen. »Barometerschmerzen«: schlechter bei jedem Wetterwechsel, vor allem bei feucht-kaltem Wetter und Gewitter, in der Ruhe, nachts. Besser durch Bewegung.	*Rhododendron D6.* 3 – 5mal täglich eine Gabe, bei Besserung seltener.

Schmerzen wandern von einer Stelle zur anderen, wechseln häufig die Seite. Schlechter durch Bewegung, in der Bettwärme.

Lac caninum D6. 3–5mal täglich eine Gabe, bei Besserung seltener.

Geschwüre der Mundhöhle (Aphthen)

Viele Menschen haben gelegentlich ein Geschwür in der Mundhöhle, vielleicht aufgrund einer kleinen Verletzung beim Essen oder Zähneputzen. Bei manchen treten solche Geschwüre auch gehäuft auf. Gelegentlich stellen diese Geschwüre eine Störung dar, die sich über Jahre erstreckt – alte Geschwüre heilen ab, neue treten auf. Sie sind sehr schmerzhaft und können sich infizieren. Ihre Ursache ist unbekannt, und die verschiedenen schulmedizinischen Behandlungsversuche verschaffen den meisten Leidenden nur wenig Linderung. Die im folgenden angeführten homöopathischen Mittel sind hilfreich in den akuten Phasen und vermögen auch den Schweregrad und die Häufigkeit der Geschwüre zu verringern.

Wenn der Zustand bereits länger besteht oder die angegebenen Mittel nicht helfen, sollten Sie sich von Ihrem Arzt untersuchen lassen.

Falls keine zugrundeliegende Krankheit diagnostizierbar ist und Sie mit Ihren Bemühungen keinen Erfolg haben, sollten Sie einen erfahrenen homöopathischen Arzt konsultieren.

Kleine rote Bläschen, die sich zu Geschwüren entwickeln. Berührungsempfindlich. Schlechter durch saure oder salzige Speisen.

Borax D6. Eine Gabe 3mal täglich, bei Besserung seltener.

Vermehrter Speichelfluß – trotzdem durstig. Metallischer Mundgeschmack. Zunge weich und geschwollen. Übelriechender Atem. Flache Geschwüre, brennende Schmerzen. Lymphknoten am Hals können empfindlich und geschwollen sein.	*Mercurius solubilis D6.* Eine Gabe 3mal täglich, bei Besserung seltener.
Wenn Mercurius solubilis nicht wirkt. Geschwüre mit unregelmäßigen Rändern, die leicht zum Bluten neigen. Stechende Schmerzen.	*Acidum nitricum D6.* Eine Gabe 3mal täglich, bei Besserung seltener.
Zäher, klebriger Speichel. Zunge geschwollen. Geschwüre besonders auf der Innenseite der Unterlippe. Herpes auf der Unterlippe.	*Hydrastis D6.* Eine Gabe 3mal täglich, bei Besserung seltener.
Zunge rot und rissig oder weiß mit roter Spitze. Zahnfleisch schmerzhaft; Bläschen, die sich zu Geschwüren entwickeln. Mundwinkel geschwürig, Herpesbläschen auf den Lippen.	*Rhus toxicodendron D6.* Eine Gabe 3mal täglich, bei Besserung seltener.

Äußerliche Maßnahmen

Eine *Hydrastis-Tinktur* (20 Tropfen auf ein halbes Glas kaltes, vorher abgekochtes Wasser) können Sie als Mundspülung verwenden, ebenso *Calendula-Tinktur.* Hilfreich ist es auch, das innerlich angezeigte Mittel an der betroffenen Stelle im Mund zu halten.

Grippe

Mit Grippe wird eine große Anzahl von Virusinfektionen bezeichnet, die meist als Epidemien besonders in der kalten Jahreszeit auftreten. Es kommt häufig vor, daß während einer solchen Epidemie ein oder zwei spezifische homöopathische Mittel bei den meisten Erkrankten angezeigt sind (»Epidemiemittel«).

Die Vorbeugung ist nicht ganz einfach, denn die Viren werden an öffentlichen Plätzen durch Niesen und Husten stark verbreitet. Echinacea-Extrakte und Vitamin C können bei rechtzeitiger Anwendung aber durchaus effektiv sein. Nicht anzuraten sind sogenannte »homöopathische« Komplexmittel. Beachten Sie bitte die Ausführungen auf Seite 102.

Je nach Virus tritt eine Vielzahl verschiedener Symptome auf. Meist haben wir es jedoch entweder mit Symptomen der Luftwege, also der Nase, des Halses und der Brust zu tun, oder mit Symptomen, die den Magen und Darm betreffen. In beiden Fällen bestehen oft zusätzlich allgemeine Beschwerden wie Kopfschmerzen, Muskelschmerzen, Abgeschlagenheit und Fieber. Manche Viren rufen auch Blutungen hervor wie Nasenbluten, Veränderungen der Regelblutung oder Hautblutungen (Purpura). Die im folgenden angeführten homöopathischen Mittel sind einige der Hauptmittel, die bei Grippe gute Dienste leisten. Wählen Sie nach dem ähnlichsten Symptomenbild. Wenn Sie sich zwischen zwei Mitteln nicht entscheiden können, geben Sie erst eines von beiden einige Male und, falls dieses nicht hilft, anschließend das andere. Achten Sie auf Veränderungen der Symptome und gehen Sie gegebenenfalls auf ein anderes Mittel über. Patienten, die auffallend häufig Erkältungen und Grippe bekommen, sollten sich an einen erfahrenen homöopathischen Arzt wenden.

Allgemeine Maßnahmen

- Den folgenden Abschnitten sind allgemeine Maßnahmen der Krankenpflege zu entnehmen: »Erkältungen und Grippe«, Seite 161; »Fieberhafte Erkrankungen«, Seite 119; »Übelkeit und Erbrechen«, Seite 238; »Durchfall«, Seite 153.
- Der Patient sollte ruhen, am besten im Bett. Das Zimmer ist warm, aber immer wieder gut durchlüftet zu halten.
- Achten Sie darauf, daß der Patient viel trinkt. Die meisten Kranken fühlen sich bei leichter Kost am wohlsten. Die Nahrungsmittel, auf die der Betroffene Lust hat, in kleinen Mengen und dafür häufiger genossen, sind meist die beste Krankenkost.

Erste Anzeichen und Frühstadien

Fieber durch kaltes, trockenes, frostiges Wetter oder durch kalten, trockenen Wind hervorgerufen. Rote, trockene Haut. Starker Durst auf große Mengen kalter Getränke. Angst und Unruhe oder auch großes Ruhebedürfnis.	*Aconitum D12.* 3 – 4 Gaben in Abständen von 1 – 2 Stunden, bei Besserung seltener.
Sehr hohes Fieber, plötzlich auftretend. Gesicht stark gerötet. Klopfende Kopfschmerzen, in manchen Fällen auch Delirien. Haßt Geräusche und helles Licht. Schweiß möglich, doch meist heiße, trockene Haut.	*Belladonna D6.* Eine Gabe in Abständen von 1 – 2 Stunden, bei Besserung seltener.
Leichtes Fieber, allmählich beginnend. Schwitzen. Blässe und Rötung des Gesichts. Manchmal auch Nasenbluten, Ohrenschmerzen sowie schmerzhafte Luftröhrenentzündung und Husten (also auf die Brust übergreifend).	*Ferrum phosphoricum D6.* Eine Gabe ein- bis zweistündlich, bei Besserung seltener.

Spätere Stadien

Rotes Gesicht und klopfende Kopfschmerzen. Müde und schläfrig, fröstelnd. Schmerzen im Bereich des Rückens, der Gelenke und der Gliedmaßen. Kein Durst.

Gelsemium D6. Eine Gabe alle 2 – 3 Stunden bis zur Besserung.

Schmerzen und Steifigkeit, durch ständiges unruhiges Umherbewegen gebessert. Schwitzt im Bett. Fröstelt durch Aufdecken. Manche Teile des Körpers kalt trotz Fieber. Großer Durst auf kalte Getränke. Bläschen im und um den Mund (Herpes).

Rhus toxicodendron D6. Eine Gabe alle 2 – 3 Stunden bis zur Besserung.

Rücken »wie zerschlagen«, steif, schmerzhaft. Schmerzen in den Augäpfeln. Schmerzhaftigkeit der Muskulatur und der Knochen. Durst auf warme Getränke. Häufig mit Erbrechen und/oder Kopfschmerzen einhergehend.

Eupatorium perfoliatum D6. Eine Gabe in ein- bis zweistündlichen Abständen, bei Besserung seltener.

Kalte Witterung. Patient sehr fröstelig, reizbar. Häufig Übelkeit, Erbrechen und/oder Kopfschmerzen.

Nux vomica D6. Eine Gabe in ein- bis zweistündlichen Abständen, bei Besserung seltener.

Schweiß. Liegt ganz ruhig, da jede Bewegung die Kopfschmerzen und andere Schmerzen verschlechtert. Große Trockenheit in Mund und Hals. Starker Durst auf große Mengen kalter Getränke. Verdrießliche Stimmung.

Bryonia D6. Eine Gabe in ein- bis zweistündlichen Abständen, bei Besserung seltener.

Zögern Sie in Zweifelsfällen, insbesondere bei geringstem Verdacht auf eine Lungenentzündung (hohes Fieber, Husten, Schmerzen im Brustraum) nie, einen Arzt heranzuziehen!

Gürtelrose (Herpes zoster)

Dieser sehr schmerzhafte Hautausschlag tritt einseitig im Verlauf eines Nervs auf und wird durch Windpocken-Viren hervorgerufen. Die Haut entzündet sich und wird so empfindlich und schmerzhaft, daß Bewegung und sogar der Kleiderdruck unerträglich sind. Die unterschiedlich großen entzündlichen Areale weisen verschiedene Arten von Bläschen auf, die schließlich aufgehen und trockene Krusten bilden. Jede Körperregion kann davon betroffen sein. Besonders beschwerlich sind Erkrankungen des Kopf- und Gesichtsbereichs.

Wenn das Auge betroffen ist, müssen Sie Ihren Arzt aufsuchen. Dieser wird Sie wahrscheinlich an einen Augenarzt überweisen.

Die häufig neuralgischen, schießenden Schmerzen beginnen oft, noch ehe der Hautausschlag auftritt. Dies kann die Diagnose erschweren.

Während der gesamten Erkrankung fühlt sich der Patient meist sehr unwohl, mit allgemeinen Schmerzen, starkem Krankheitsgefühl und Fieber. Bettruhe ist in vielen Fällen erforderlich.

Allgemeine Maßnahmen

- Lassen Sie die Arbeit ruhen.
- Bettruhe ist zu Beginn erforderlich, obwohl es auch Patienten gibt, die sich besser fühlen, wenn sie auf sind und sich bewegen können.
- Schützen Sie die Haut gegebenenfalls vor Kontakt mit der Kleidung. Hierzu können Sie Wattestückchen mit Hilfe von Heftpflaster anbringen, doch lösen sich diese durch Bewegung leicht wieder ab. Manche Patienten erfahren eine erhebliche Linderung durch Auftragen von sterilem Verband mit *Calendula-Salbe*, doch dürfen diese nicht zu lange auf der Haut bleiben, da es sonst zu einem unerwünschten Aufweichen der Haut kommen kann.
- Absondernde Bläschen deckt man mit einem sterilen Verband aus einem Material ab, das nicht zum Ankleben neigt und das Sekret gut absorbiert.
- Über absondernde Bläschen an behaarten Stellen legt man zunächst besser keinen Verband. Betupfen mit einer Lösung aus *Calendula-Tinktur* kann oft lindern. Nehmen Sie 20 Tropfen auf einen halben Liter kühles, vorher abgekochtes Wasser.
- Machen Sie einen Versuch, durch kalte oder warme Kompressen die Schmerzen zu lindern. In manchen Fällen werden die Schmerzen durch völliges Stillhalten oder aber durch Umhergehen gebessert. Wenn es durch einen dieser Faktoren zu einer Besserung oder Verschlechterung der Schmerzen kommt, so ist dies ein wichtiger Hinweis bei der Bestimmung des passenden homöopathischen Mittels.

Sehr kleine Bläschen, die mit einer klaren Flüssigkeit gefüllt sind. Schmerzen und Juckreiz durch ruheloses Umhergehen gebessert. Schmerzen manchmal durch heiße Kompressen gebessert.	*Rhus toxicodendron D6.* Eine Gabe 4mal täglich, solange die Bläschen vorhanden sind.
Starker Juckreiz, brennende Schmerzen, oft schlechter nach Mitternacht. Schmerzen durch heiße Kompressen gebessert. Angst, Unruhe, Schlaflosigkeit.	*Arsenicum album D12.* Eine Gabe 4mal täglich, solange die Bläschen vorhanden sind.
Große Bläschen mit Schwellung des umliegenden Gewebes. Brennen, Stechen, Prickeln, Kribbeln. Besserung durch kalte Kompressen.	*Apis mellifica D6.* Eine Gabe 4mal täglich, solange die Bläschen vorhanden sind.
Bläuliche Bläschen mit blutigem Inhalt. Juckreiz. Berührung und Bewegung verursachen anfallsartige stechende, »lanzinierende« Schmerzen. Besserung der Schmerzen durch Stillhalten und Ruhe.	*Ranunculus bulbosus D6.* Eine Gabe 4mal täglich, solange die Bläschen vorhanden sind.

Wenn Ihre Erste-Hilfe-Behandlung nicht innerhalb einer Woche wirksam war, suchen Sie umgehend einen erfahrenen homöopathischen Arzt auf.

Haarausfall

Hierfür kommen Stoffwechsel- und Hormonstörungen ursächlich ebenso in Frage wie psychische Probleme.

Bei plötzlich auftretendem oder sehr starkem Haarausfall sollten Sie einen Arzt aufsuchen, um möglicherweise zugrundeliegende ernste Gesundheitsstörungen oder auch Vergiftungen rasch zu erkennen. Sehr oft läßt sich aber keine bestimmte Ursache ausmachen.

Homöopathische Arzneien können in vielen Fällen Abhilfe schaffen. Wählen Sie das am besten passende Mittel und reduzieren Sie die Dosis schrittweise, sobald Besserung eintritt.

Geben Sie die passende Arznei zwei- bis dreimal täglich, mit Einsetzen der Besserung seltener.

Haarausfall und oft auch ergrauende Haare bei Patienten mit großem Kummer, der häufig mit erheblicher körperlicher und seelischer Erschöpfung einhergeht.	*Acidum phosphoricum D12.*
Frühzeitiges Ausfallen und Ergrauen der Haare bei meist fröstеligen Patienten mit Neigung zu kalten, stark schwitzenden Füßen und gespaltenen, brüchigen Nägeln.	*Silicea D12.*
Haarausfall in den Wechseljahren oder nach einer Entbindung bei verdrießlichen, überkritischen,	*Sepia D12.*

oft sehr erschöpften Patientinnen. Häufig auffälliges Verlangen nach Essig und anderen sauren Sachen.

Haarausfall während der Schwangerschaft bei viel und rasch sprechenden Patientinnen, die zu Eifersucht und venösen Stauungen neigen. Enge Kleidung am Hals unerträglich. *Lachesis D12.*

Haarausfall nach der Entbindung oder vorzeitiger Haarausfall und Grauwerden der Haare bei Menschen, die ihre Selbstunsicherheit durch autoritäres Auftreten verdecken. Auffallende Neigung zu Blähungen, besonders nach Zwiebeln, Hülsenfrüchten und Kohl. Allgemeine Verschlimmerungszeit 16 bis 20 Uhr. *Lycopodium D12.*

Stellenweises Ausfallen und Ergrauen der oft glanzlosen, zusammenklebenden Haare bei extrem frösteligen Patienten, die sich oft sogar im Sommer warm anziehen müssen. Fettige Stirn, häufig unangenehmer Körpergeruch trotz sorgfältiger Hygiene. Nicht selten auffallende Angst vor Verarmung. *Psorinum D12.*

Hämorrhoiden

Hämorrhoiden sind Blutgefäße am Mastdarmende, die anschwellen und sich vergrößern, bis sie sich schließlich vorwölben oder vorfallen. Zu Beginn kehren sie von selbst in ihre ursprüngliche Position zurück (innere Hämorrhoiden), im weiteren Verlauf bleiben sie jedoch häufig als meist schmerzhafte »Knötchen« außen am After (äußere Hämorrhoiden), die sich später oft nicht mehr zurückdrücken lassen. In den westlichen Ländern ist eine Hauptursache von Hämorrhoiden bei Patienten beiderlei Geschlechts wohl der niedrige Ballaststoffgehalt der Nahrung, der für Verstopfung wesentlich mitverantwortlich ist. Allerdings können auch schwere Durchfälle Hämorrhoiden zur Folge haben. Bei Frauen treten Hämorrhoiden auch im Rahmen einer Schwangerschaft auf, verursacht durch den Druck des Babys und das Pressen während der Geburt. In manchen Fällen besteht auch eine familiäre Veranlagung zu Hämorrhoiden.

Der Behandlung von Hämorrhoiden muß eine Ernährung zugrundeliegen, die ausreichend Ballaststoffe enthält. Dies wird am besten durch möglichst naturbelassene Nahrung erreicht. Bisweilen ist auch eine vermehrte Flüssigkeitszufuhr erforderlich. Wenn Sie im Beruf viel sitzen müssen, sollten Sie auf ausreichende Bewegung in der Freizeit achten.

Nehmen Sie das passende homöopathische Mittel. Bei vorgefallenen schmerzhaften Hämorrhoiden werden milde Abführmittel, die den Stuhl weicher und besser gleitfähig machen, die Stuhlpassage erleichtern helfen. Auch milde Abführmittel sollten nicht länger als ein bis zwei Wochen verwendet werden.

Vorsicht

Wenn Sie das angezeigt scheinende homöopathische Mittel eingenommen und Ihre Ernährungsweise und Stuhlgewohnheiten verbessert haben, die Hämorrhoiden sich aber im Verlauf von ein bis zwei Monaten nicht verbessert oder sich gar verschlechtert haben, müssen Sie Ihren Arzt konsultieren.

Bei Hämorrhoiden, die plötzlich und ohne ersichtlichen Grund auftreten, bei allmählich größer werdenden Hämorrhoiden, die vortreten und bluten, bei Veränderungen des Stuhlgangs oder auch bei Abgang von Blut oder Schleim müssen Sie Ihren Arzt sofort aufsuchen. Er muß die Situation beurteilen und entscheiden, ob weitere Untersuchungen erforderlich sind, um ernstere Krankheiten auszuschließen. Er hat auch zu erwägen, welche anderen Behandlungsmethoden angebracht sein könnten.

Verstopfung oder flüssige frühmorgendliche Entleerung. Afterjucken. Gefühl von Völle, geringe Blutungen. Kopfschmerzen und Verstopfung.	*Sulphur D6.* Eine Gabe morgens und abends, bei Besserung seltener.
Große, brennende und stechende Hämorrhoiden. Schlechter nachts. Reizbarkeit. Verstopfung, kleine Stuhlmengen mit dem Gefühl des »Nicht-fertig-Seins«.	*Nux vomica D6.* Eine Gabe 2–3mal täglich, bei Besserung seltener.
Wie Trauben vorfallende Hämorrhoiden, blutend. Gefühl von Wundheit, wie »abgeschabt«, Brennen. Besser durch Baden in kaltem Wasser.	*Aloe D6.* Eine Gabe 3mal täglich, bei Besserung seltener.
Purpurfarbene oder bläuliche Hämorrhoiden. Splittergefühl im Mastdarm. After trocken, juckend und brennend. Kreuzschmerzen.	*Aesculus D6.* Eine Gabe 3mal täglich, bei Besserung seltener.

Äußerliche Maßnahmen
Wenden Sie eine der folgenden Salben morgens und abends oder auch nach jeder Stuhlentleerung an: *Hamamelis, Aesculus, Paeonia* (→ Seite 265, »Salben«). Wenngleich oft nicht einfach zu bewerkstelligen, hilft das Waschen der Analgegend nach jeder Stuhlentleerung, Juckreiz und Schmerzen zu reduzieren. Ein Bidet ist hier besonders nützlich.

Halsschmerzen

Diese nur allzu bekannten Beschwerden gehen meist auf eine Entzündung der Rachenwände im Rahmen von Erkältungen zurück. Aufgrund der dadurch bedingten Vorschädigung der Schleimhaut kommt es oft zu zusätzlichen bakteriellen Infektionen.

Bei lang anhaltenden Beschwerden sollten Sie zum Arzt gehen, da Halsschmerzen in seltenen Fällen auch mit schwerwiegenden inneren Erkrankungen zusammenhängen können.

Patienten, die eine Mandeloperation hinter sich haben, neigen häufig zu sogenannter Seitenstrangangina. Dies ist eine Entzündung von Lymphsträngen, die in den seitlichen Rachenwänden verlaufen. Die Schmerzen strahlen häufig in die Ohren aus und machen sich außer beim Schlucken besonders bei seitlichen Kopfbewegungen und Druck gegen die Halsaußenseite bemerkbar.

Da die Erreger all dieser Beschwerden hauptsächlich in oder unter, nicht auf der Rachenschleimhaut sitzen, ist eine »Rachendesinfektion« weder sinnvoll noch wirklich möglich. Verzichten Sie also auf antiseptische Gurgellösungen und Lutschtabletten, die die natürliche Mund- und Rachenflora zusätzlich schädigen können. Lindernd wirken oft Spülungen mit Salbeitee, bei eitrigen Prozessen auch mit Salzwasser. Mit dem passenden homöopathischen Mittel werden Sie eine rasche Beschwerdefreiheit erzielen. Beachten Sie auch die Abschnitte »Erkältung«, »Grippe«, »Mandelentzündung«, »Drüsenfieber« auf den Seiten 98 und 102.

Geben Sie die hier angegebenen Arzneien halbstündlich, mit einsetzender Besserung seltener. Sie können sie auch in der D12 einsetzen; geben Sie sie dann stündlich bis zweistündlich.

Halsschmerzen im Anfangsstadium einer Erkältung, nach Aufenthalt in kaltem Wind. Plötzlicher Beginn, Fröstеligkeit.	*Aconitum D6.*
Halsschmerzen links, beginnend oder schlechter morgens, schlechter beim Schlucken und Husten, durch Wärme und warme Getränke. Besserung durch kalte Getränke. Schmerz oft zum Ohr oder Kehlkopf ausstrahlend. Mag nichts Enges um den Hals.	*Lachesis D6.*
Halsschmerzen rechts, oft morgens oder am späten Nachmittag schlechter. Schlechter vor allem beim Schlucken kalter oder auch warmer Flüssigkeiten, weniger beim Schlucken von Speisen. Der Schmerz kann zum Ohr ausstrahlen. Oft verdrießlich, herrisch.	*Lycopodium D6.*
Halsschmerzen überwiegend rechts, beim Schlucken zum Ohr	*Phytolacca D6.*

ausstrahlend. Besser durch warme Getränke.

Halsschmerzen durch Unterkühlung und Zugluft, schlechter abends, beim Einatmen. Besser durch warme Getränke. Sehr fröstelig. Eitrige Prozesse. — *Hepar sulphuris D6.*

Halsschmerzen besser nach dem Schlucken, verschlechtern sich aber wieder bis zum nächsten Schluckvorgang. Kloßgefühl im Hals. Oft Folge von Kummer und Kränkung. — *Ignatia D6.*

Hautjucken

Diese sehr lästige Empfindung kann im Rahmen vieler Hautkrankheiten, aber auch bei ernsten inneren Erkrankungen wie Diabetes oder Leberstörungen auftreten. Bei länger anhaltendem Juckreiz ohne äußerlich erkennbare Ursache ist daher stets eine gründliche ärztliche Untersuchung mit Bluttests anzuraten.

Juckreiz kann aber auch scheinbar »grundlos« bestehen. Oft spielen dann seelische Faktoren eine große Rolle. »Aus der Haut fahren« möchte man nicht nur bei Juckreiz, sondern auch bei so manchen heftigen Gemütsbewegungen. Wenn eine Hautkrankheit vorliegt, sehen Sie bitte auch in dem betreffenden Kapitel dieses Buches nach und vergleichen Sie die dort beschriebenen Zustände mit den nachfolgend angeführten.

Bedenken Sie bitte stets, daß die Behandlung von Hautstörungen auch in der Homöopathie oft eine länger dauernde Angelegenheit ist. Der Organismus kann nur von innen nach außen wirklich gesunden. Daher versucht er, Störungen seines inneren Milieus so weit wie möglich nach außen zu »transportieren« – also eben auf die Haut oder in Form von Ausscheidungen. Jede Unterdrückung von Hauterscheinungen gleich welcher Art läuft dieser natürlichen Tendenz zuwider und kann den Betroffenen kränker machen als zuvor.

Eine sorgfältig ausgewählte homöopathische Arznei kann in akuten Fällen rasche Erleichterung bringen. Bei länger bestehendem Juckreiz werden Sie oft etwas Geduld haben müssen. Sollte sich innerhalb von zwei bis drei Wochen keine Besserung erzielen lassen, wenden Sie sich an einen erfahrenen Homöopathen.

Jucken ohne Ausschlag oder nach unterdrücktem Ausschlag. Brennendes Jucken. Obwohl Kratzen eher verschlechtert, kratzt der Patient sich blutig.

Arsenicum album D12. Eine Gabe 2–3mal täglich, bei Besserung seltener.

Heftiges Jucken ohne Ausschlag, vor allem bei alten Menschen. Schlechter durch Ausziehen, nachts im Bett. Jucken ändert den Ort beim Kratzen.

Mezereum D12. Eine Gabe 2–3mal täglich, bei Besserung seltener.

Jucken mit oder ohne Ausschlag. Schlechter durch jede Art von Erwärmung, vor allem durch die Bettwärme. Kratzen wird als lustvoll empfunden, obwohl es verschlechtern kann. Verträgt keine Wolle auf der Haut.

Sulphur D12. Eine Gabe 2–3mal täglich, bei Besserung seltener.

Brennendes oder stechendes Jucken (wie von Brennesseln). Schlechter nachts, durch Wärme.

Urtica urens D6. Eine Gabe 3–5mal täglich, bei Besserung seltener.

Jucken ohne Ausschlag bei sehr frösteligen Menschen, aber schlechter beim Warmwerden. Unangenehmer Körpergeruch trotz ausreichender Hygiene. Kratzt sich blutig. Oft Kummer, Traurigkeit, Angst vor Verarmung. Verträgt keine Wolle auf der Haut.	*Psorinum D12.* Eine Gabe 2–3mal täglich, bei Besserung seltener.
Jucken und Kribbeln schlechter in kalter Luft, auch beim Ausziehen. Springt beim Kratzen von einer Stelle zur anderen. Oft sehr empfindliche, leicht verletzbare Personen, die zu stolz sind, um ihre Entrüstung zu zeigen.	*Staphisagria D12.* Eine Gabe 2–3mal täglich, bei Besserung seltener.

Sie können die angegebenen Arzneien auch in der D6 verwenden, geben Sie sie dann drei- bis fünfmal täglich. In vielen Fällen läßt sich Juckreiz auch durch lokale Anwendung von *Halicar®-Salbe* lindern.

Heiserkeit und Stimmlosigkeit

Heiserkeit und Stimmlosigkeit gehen häufig mit Erkältungen und Grippe einher sowie mit Erkältungen, die sich »auf die Brust schlagen«. Solche Störungen können aber auch ohne ersichtlichen Grund auftreten. Für Menschen, die berufsmäßig singen oder viel sprechen müssen, ist Heiserkeit oder Stimmlosigkeit ein Berufsrisiko.

Die angegebenen Arzneien sind ausgesprochene Erste-Hilfe-Mittel, die sich in der Praxis bewährt haben.

Wenn Heiserkeit länger als eine Woche anhält, sollten Sie Ihren Arzt aufsuchen. Er wird Sie wahrscheinlich an einen HNO-Arzt überweisen, um eine ernstere Krankheit auszuschließen.

Wenn nichts dergleichen vorliegt, verspricht die Behandlung durch einen erfahrenen Homöopathen wohl am meisten Erfolg.

Beschwerden beim Sprechen und Singen. Heiserkeit zu Beginn. Besserung durch Gebrauch der Stimme. Heiserkeit am Ende, wenn Müdigkeit eintritt.	*Rhus toxicodendron D6.* Eine Gabe eine Viertelstunde vor dem Sprechen.
Heiserkeit nach großer Überanstrengung wie Schreien, Singen usw.	*Arnica D6.* Eine Gabc 2–4mal täglich, bei Besserung seltener.
Heiserkeit mit einem Gefühl von Roheit oder Wundsein im Kehlkopf. Schlechter durch Husten, Schlucken oder Sprechen. Bisweilen zäher Schleim.	*Argentum metallicum D6* oder *Argentum nitricum D6.* Eine Gabe 2–4mal täglich, bei Besserung seltener.
Stimmlosigkeit nach Überanstrengung. Schlechter morgens. Kehlkopf wie roh und wund. Besser durch kalte Getränke.	*Causticum D6.* Eine Gabe 2–4mal täglich, bei Besserung seltener.
Heiserkeit schlechter abends und in den frühen Nachtstunden. Kehlkopf schmerzhaft, verhindert das Sprechen. Trockener Kitzelhusten. Schlechter beim Gehen in die Kälte.	*Phosphorus D6.* Eine Gabe 2–4mal täglich, bei Besserung seltener.

Veränderliche Heiserkeit. Die Stimme wechselt ihre Höhe, ist schwer zu beherrschen. Hochräuspern von Schleim. Besser durch Ruhe. Schlechter durch Singen und Reden.

Arum triphyllum D6. Eine Gabe 2–4mal täglich, bei Besserung seltener.

Heuschnupfen

Diese in Frühjahr und Sommer auftretende Gesundheitsstörung kommt immer häufiger vor. Es handelt sich um eine Überempfindlichkeit oder eine Allergie, die durch den Pollen von Bäumen, Sträuchern, Blumen und Gräsern, gelegentlich auch durch Pilzsporen hervorgerufen wird. Meistens beschränkt sich die Störung auf einen bestimmten zeitlichen Abschnitt, doch gibt es auch Fälle, in denen die Beschwerden vom Frühjahr bis in den Herbst hinein fortbestehen.

Die Symptome können sich von Jahr zu Jahr verändern, werden in vielen Fällen durch das Wetter und den Pollengehalt der Luft beeinflußt, in anderen nicht, können sich ständig verschlechtern oder auch langsam zurückgehen.

Zum normalen Symptomenbild gehören Niesen mit Fließschnupfen oder verstopfter Nase, gerötete, juckende, tränende Augen oder auch Jucken im hinteren Bereich der Nase, im Hals oder in den Ohren. Vereinzelt kommt es zu einem Gefühl von Enge auf der Brust oder gar Asthma, und in noch selteneren Fällen tritt Fieber auf. Die Behandlung der zugrundeliegenden Ursache der Überempfindlichkeit kann sehr komplex sein und erfordert die Hilfe eines erfahrenen homöopathischen Arztes, um eine dauerhafte Heilung zu erzielen.

Die im folgenden angeführten Mittel bilden eine Auswahl der Arzneien, die sich zur Ersten Hilfe bewährt haben.

Niesanfälle. Brennende, wäßrige Nasenabsonderung. Nasenflügel und Oberlippe wund. Augen jucken. Milder, nicht-reizender Tränenfluß. Kitzelhusten.	*Allium cepa D6.* Eine Gabe 2–4mal täglich, bei Besserung seltener.
Niesanfälle. Reichliche, wäßrige Nasenabsonderung. Taubheit und Jucken im Hals. (Der Patient versucht die Stelle mit der Zunge zu »kratzen«.) Sehr empfindlich gegen starke Gerüche. Schmerzen über den Augen. Gefühl von einem Kloß im Hals – zwingt zum Schlucken.	*Sabadilla D6.* Eine Gabe 2–4mal täglich, bei Besserung seltener.
Juckende Augen. Jucken am Gaumendach und hinten im Hals. Jucken tief in den Ohren. Juckende Nasenöffnungen. Niesen, Verlust des Geruchssinns.	*Arundo D6.* Eine Gabe 2–4mal täglich, bei Besserung seltener.
Niesen (heftig). Husten. Nase läuft oder ist trocken und brennt. Augen heiß. Schwere, geschwollene Augenlider. Kribbeln im Hals, trocken und brennend. Gesicht gerötet, benommenes Aussehen.	*Gelsemium D6.* Eine Gabe 2–4mal täglich, bei Besserung seltener.
Niesen, wäßriger Nasenschleim (nicht wundmachend). Augen gerötet, brennende Tränen, geschwollene Lider. Abneigung gegen helles Licht. Allgemeine Kopfschmerzen.	*Euphrasia D6.* Eine Gabe 2–4mal täglich, bei Besserung seltener.

Verlust des Geruchsinns. Nase juckt, ist verstopft und läßt sich nicht durch Schneuzen freimachen. Nasenflügel und Oberlippe wund.

Ammonium muriaticum D6. Eine Gabe 2–4mal täglich, bei Besserung seltener.

Hexenschuß (Lumbago)

Nach unvorsichtigen oder plötzlichen Bewegungen, aber auch nach Kälte- und Nässeeinwirkung kann es zu blitzartig einschießenden Schmerzen im Lendenbereich kommen. Die Rükkenmuskulatur verspannt sich dann reflektorisch, wodurch der Schmerz noch ansteigt. Schmerzhafte Bewegungseinschränkung und Schonhaltung sind die Folge.

Mit dem richtig gewählten homöopathischen Mittel lassen sich solche sehr unangenehmen Zustände oft rasch beheben.

Falls dies nicht gelingt oder es zu wiederholten Rückfällen kommt, sollten Sie Ihren Hausarzt oder einen Orthopäden um eine genaue diagnostische Abklärung bitten.

Ursächlich liegen einem Hexenschuß meist leichtere Bandscheibenvorfälle oder andere Wirbelsäulenveränderungen zugrunde.

Hexenschuß durch Kälteeinwirkung und Verheben. Meist stechende Schmerzen, schlimmer durch die geringste Bewegung und durch Wärme. Besser nur in völliger Ruhe. Oft ärgerliche, verdrießliche Menschen.

Bryonia D6.

Hexenschuß bei naßkaltem Wetter, durch Verkühlung und Verheben. Schmerzen oft wie »abgebrochen«. Schlimmer in der Ruhe und am Anfang der Bewegung, besser durch Wärme, fortgesetzte Bewegung und starken Gegendruck (Patienten wollen auf einer harten Unterlage liegen).

Rhus toxicodendron D6.

Hexenschuß durch Kälte und Zugluft, aber auch nach einer seelischen Kränkung. Der Patient muß sich aufsetzen, um seine Lage im Bett zu ändern. Reißende, krampfartige Schmerzen. Schlimmer oft um drei Uhr morgens, besser durch Wärme. Oft überarbeitete, zu Jähzorn neigende Patienten mit geringer Schmerztoleranz.

Nux vomica D6.

Plötzlich auftretender, weher, wunder Schmerz, durch Lagewechsel gebessert. Schlimmer während, besser nach Stuhlgang. Brennende Schmerzen zwischen den Schulterblättern, Taubheitsgefühl in der Kreuzbeingegend. Großes Schwächegefühl im Rücken.

Acidum oxalicum D6.

Geben Sie die passende Arznei alle 10–15 Minuten; wenn Sie eine D12 verwenden, alle 15–30 Minuten. Reduzieren Sie die Arzneigabe sofort bei einsetzender Besserung und stellen Sie diese ein, sobald der Patient annähernd beschwerdefrei ist. Sollten sich die Beschwerden wieder verschlimmern, geben Sie die Arznei erneut.

Husten

(Vergleichen Sie auch die Abschnitte »Erkältungen und Grippe«, Seite 102; »Husten«, Seite 109; »Pseudo-Krupp«, Seite 112 und »Keuchhusten«, Seite 124.)

Husten wird durch einen Reizzustand verursacht, der sich irgendwo zwischen dem Kehlkopf und den tieferen Lungenabschnitten abspielt.

Husten kann plötzlich auftreten, ausgelöst durch Staub, Dämpfe oder Rauch. Meist entwickelt sich Husten im Zusammenhang mit einer Entzündung des Halses oder der Bronchien. Der Zustand kann sich aus einer Erkältung heraus entwickelt oder auch gleich im Brustraum angefangen haben.

Für unsere Zwecke können wir zwischen drei Hauptgruppen von Husten unterscheiden, wobei die Symptome sich häufig überlappen. Die drei Formen sind:

- Trockener, hackender Husten – z.B. Laryngitis (Kehlkopfentzündung).
- Krampfartiger, sich wiederholender Husten – z.B. Keuchhusten.
- Lockerer Husten mit Auswurf – z.B. Bronchitis.

Allgemeine Maßnahmen

Zu meiden ist der Aufenthalt an Orten, an denen sich der Husten verschlimmert, zum Beispiel an rauchigen oder staubigen Plätzen, oder bei sehr kaltem oder nassem Wetter draußen. Wenn der allgemeine Zustand sich nicht verbessert, bleibt der Patient am besten zu Hause oder hält gar Bettruhe ein. Dampfinhalationen können eine nützliche unterstützende Maßnahme sein. Achten Sie dabei auf die richtige Temperatur, die nicht zu hoch sein darf. Zusätze von kampferhaltigen und ähnlichen Präparaten sind zu meiden, da sie die Wirkung der homöopathischen Mittel aufheben können! Setzen Sie statt dessen evtl. gewöhnliches Kochsalz zu, um die schleimlösende Wirkung zu verbessern.

Rufen Sie Ihren Arzt, wenn

- der Allgemeinzustand sich verschlimmert.
- gleichzeitig andere Krankheiten bestehen, wie Diabetes oder Herzkrankheiten,
- die neue Infektion zu einem chronischen Brustleiden wie etwa einer chronischen Bronchitis oder einem Emphysem hinzukommt.

Eine schwere Bronchitis oder eine Lungenentzündung darf nicht von medizinischen Laien behandelt werden. Der Arzt wird sich möglicherweise für den Einsatz eines Antibiotikums entscheiden, was in bestimmten Situationen durchaus im Interesse des Patienten sein kann.

Wenn Sie einfachere Erkrankungen selbst behandeln, denken Sie daran, ein neues Mittel zu suchen, falls das Symptomenbild sich ändert.

Trockener Husten

Kruppähnlicher Husten, während sehr trockenem, kaltem Wetter auftretend. Angst und Unruhe. Fieber, Durst, kein Schweiß.	*Aconitum D12.* Eine Gabe in Abständen von 15 – 30 Minuten, bei Besserung seltener.
Rauher, lauter, kruppähnlicher Husten. Plötzlicher Beginn bei kaltem Wetter. Besser in einem warmen, feuchten Raumklima.	*Hepar sulphuris D6.* Eine Gabe in Abständen von 15 – 30 Minuten, bei Besserung seltener.
Wunde, reißende, brennende Schmerzen bei einem kruppähnlichen Husten. Besser durch heiße Getränke.	*Spongia D6.* Eine Gabe in Abständen von 15 – 30 Minuten, bei Besserung seltener.

Langsam verlaufendes Fieber. Reizung der Luftwege. Husten schlechter durch Bewegung und beim Eintritt in einen warmen Raum; manchmal Verschlimmerung nachts. Großer Durst auf kalte Getränke. Stechende Schmerzen in Hals und Brust.	*Bryonia D6.* Eine Gabe in Abständen von 15 – 30 Minuten, bei Besserung seltener.

Krampfartiger Husten

Anfälle von trockenem Husten – gewisse Ähnlichkeit mit Keuchhusten. Schlechter nachts und im Liegen. In manchen Fällen pfeifende Atmung; gelegentlich auch kruppähnlich.	*Drosera D6.* Eine Gabe alle 15 – 30 Minuten, bei Besserung seltener.
Krähender, krampfartiger Husten. Besser durch langsames Trinken von kaltem Wasser.	*Cuprum metallicum D6.* Eine Gabe alle 15 – 30 Minuten, bei Besserung seltener.
Krampfartiger Husten. Je mehr man hustet, desto mehr muß man husten.	*Ignatia D12.* Eine Gabe morgens und abends und nach jedem Hustenanfall.

Lockerer Husten

Krampfartiger Husten, schlechter im Freien. Außer Atem. Rasche Bildung von Schleim, der bisweilen erbrochen wird. Saubere Zunge.	*Ipecacuanha D6.* Eine Gabe 4 – 6mal täglich, bei Besserung seltener.

Zäher, gelber Schleim, der sich leicht löst. Fließschnupfen. Auswurf tagsüber, nachts trocken. Besser an der frischen Luft. Häufig am Ende einer Erkältungskrankheit angezeigt.	*Pulsatilla D6.* Eine Gabe 4–6mal täglich, bei Besserung seltener.
Lockerer Schleim, zäh und schwer auszuwerfen. Außer Atem. Pfeifende Atmung, viele Geräusche über der Brust. »Nasenflügelatmen«.	*Antimonium tartaricum D6.* Eine Gabe 4–6mal täglich, bei Besserung seltener.

Ischiassyndrom

Wenn die das Rückenmark verlassenden Nervenwurzeln noch größerem Druck ausgesetzt sind als beim Hexenschuß, kommt es zu starken örtlichen Schmerzen, die häufig bis ins Bein ausstrahlen. Sie verstärken sich oft beim Niesen, Husten oder Pressen. Taubheitsempfinden kann dazukommen. Stets tritt auch bei Ischiasbeschwerden ein die Schmerzen noch verschlimmernder reflektorischer Hartspann der Rückenmuskulatur auf. Eine typische Schonhaltung ist ein leicht angewinkeltes und nach außen gedrehtes Bein.

Ursächlich liegt häufig ein Bandscheibenvorfall oder eine andere Erkrankung im Bereich der Wirbelsäule vor. Nicht selten kommt es auch in der Schwangerschaft zu Ischiassyndromen, vereinzelt auch bei manchen inneren Erkrankungen. Informieren Sie sich möglichst genau über die Symptome des Patienten und wählen Sie die Arznei, die am besten zu den Symptomen paßt.

Sollte sich das Krankheitsbild ändern und ein anderes Mittel dann besser angezeigt erscheinen, geben Sie dieses. Falls sich innerhalb weniger Tage keine deutliche Besserung zeigt, ziehen Sie bitte einen Arzt hinzu. Das gleiche gilt in allen Fällen sich wiederholender Ischiassyndrome.

Dosierung: Geben Sie die passendste Arznei im akuten Stadium alle 10–15 Minuten, sonst vier- bis fünfmal täglich. Sie können auch eine D12 halbstündlich bis stündlich bzw. zwei- bis dreimal täglich verabreichen. Verringern Sie die Häufigkeit der Arzneigabe, sobald sich eine Besserung zeigt und setzen Sie sie ganz aus, wenn der Patient beschwerdefrei ist. Geben Sie die Arznei erneut, falls sich ein Rückfall abzeichnen sollte.

Meist rechtsseitiger, brennender Schmerz von der Hüfte bis zum Knie. Schlechter nach Schlaf. Beginn oft morgens, bei Wetterwechsel. Schlimmer im Sitzen, aber auch beim Aufstehen; schlimmer durch Berührung.	*Lachesis D6.*
Rechtsseitiger Ischiasschmerz, der sich tagsüber entwickelt und sich häufig in der Ferse »festzusetzen« scheint. Schlechter durch Husten, Niesen, beim Stuhlpressen, beim Liegen auf der schmerzhaften Seite, im Sitzen. Besser durch Gehen. Oft erschöpfbare, reizbare Frauen mit braunen Hautflecken, die sonst meist linksseitige Beschwerden haben.	*Sepia D6.*
Rechtsseitiger Ischiasschmerz mit Taubheitsgefühl, bei Regenwetter	*Phytolacca D6.*

auftretend. Schlechter durch Bewegung, aber auch nachts.	
Abwechselnd links- und rechtsseitige Schmerzen, schlechter bei Bewegung.	*Lac caninum D6.*
Abwechselnd links- und rechtsseitige Schmerzen mit Taubheitsgefühl, schlechter beim Auftreten, bei Bewegung, aber auch im Liegen. Besser im Sitzen.	*Gnaphalium D6.*
Meist rechtsseitiger Ischiasschmerz von der Hüfte bis zum Knie, mit Taubheitsgefühl. Schlimmer nachts, um 4 Uhr morgens, durch Bewegung und Druck. Besser durch Wärme und möglichst weites Hochziehen des Beines. Oft Folge von Verdruß!	*Colocynthis D6.*
Linksseitige Schmerzen bei heißem Wetter oder Wetterwechsel. Schlechter im Sitzen und Stehen, durch Druck. Besser durch Bewegung und Beugen des Beines. Oft Verschlechterung durch Biertrinken.	*Kalium bichromicum D6.*
Ischiasschmerzen mit Taubheitsgefühl, oft bei naßkaltem Wetter auftretend. Schlechter in der Ruhe und durch Kälte sowie zu Beginn der Bewegung. Besser durch fortgesetzte Bewegung und Wärme.	*Rhus toxicodendron D6.*

Ischiasschmerzen besser durch Ruhigliegen auf der schmerzhaften Seite. Schlechter durch jede Bewegung und Wärme. Oft Folge von Ärger!	*Bryonia D6.*
Plötzlicher Beginn nach Aufenthalt in kaltem Wind. Heftige, reißende Schmerzen mit Kribbeln. Schlimmer durch Bewegung, im warmen Zimmer. Besser durch Schwitzen, an der frischen Luft.	*Aconitum D6.*

Kopfschmerzen

Kopfschmerzen, die an Häufigkeit oder Intensität zunehmen oder gar ständig vorhanden sind, erfordern eine gründliche ärztliche Untersuchung. Suchen Sie deshalb Ihren Arzt auf, der entscheiden muß, ob eine Überweisung an einen Spezialisten nötig ist.

Migräne

Bei Migräne handelt es sich um meist einseitige Kopfschmerzen, die zu bestimmten Zeiten innerhalb einer Woche oder eines Monats auftreten oder auch gehäuft in längeren Abständen. Die Anfälle gehen oft mit Übelkeit und Erbrechen einher.

Nach einer entsprechenden ärztlichen Untersuchung ist die homöopathische Behandlung der Migräne Sache eines erfahrenen Therapeuten, denn sie erfordert eine konstitutionelle Vorgehensweise auf der Basis einer eingehenden Fallaufnahme und

-auswertung. Mit Hilfe der im folgenden aufgelisteten Mittel können Sie bei einem guten Teil von »Alltags-Kopfschmerzen« Abhilfe schaffen.

Geben Sie die gewählte Arznei in der D6 alle 15 bis 30 Minuten, bei deutlichem seelischen Hintergrund der Kopfschmerzen in der D12 halbstündlich bis stündlich. Verringern Sie die Häufigkeit, sobald eine Besserung in Gang kommt und setzen Sie das Mittel ab, wenn diese sich stabilisiert hat.

Blutandrang zum Kopf mit Klopfen, ausgelöst durch Haartrockner oder zu lange Sonneneinwirkung, aber auch durch örtliche Kälte, sogar Haareschneiden. Schlechter durch stickige Wärme, helles Licht und Geräusche, vor allem aber durch jede Art von Erschütterung. Gesicht stark gerötet. Kopfschmerz bei Erkältung und Fieber. Schlechter durch Bewegung.	*Belladonna D6.*
Starke Schmerzen im Bereich des Hinterkopfes, des Nackens und der Schultern. Augen schwer und müde. Besser durch Hochlagern des Kopfes und heiße Umschläge. Schmerzen enden mit »Harnflut«. Schläfrigkeit.	*Gelsemium D6.*
Berstende oder drückende Kopfschmerzen. Schlechter durch jede Bewegung des Kopfes und sogar der Augen. Schlechter durch Husten oder Anspannen von Muskeln. Kopf wird ruhig gehalten.	*Bryonia D6.*

Besser durch Druck gegen den Kopf und durch Ruhigliegen. Verdrießlich und reizbar.

Übelkeit und rasende Kopfschmerzen. Kopfhaut schmerzhaft. Kopfschmerzen beim Erwachen oder nach dem Essen auftretend. Schlechter durch geistige Anstrengung, kalten Wind, Geräusche. Besser durch Wärme und Hinlegen. Übellaunig und reizbar. Verkatert.

Nux vomica D6.

Meist linksseitige Kopfschmerzen bei Wetterwechsel, insbesondere vor Warmlufteinbruch oder Sturm. Schlimmer morgens, nach Schlaf, durch die Sonne, durch Kaffeegeruch oder -trinken. Besser durch Gegendruck, kalte Umschläge, Übergeben. Schlimmer vor und zu Beginn der Menstruation, aber besser mit Einsetzen der Blutung. Kopfschmerz in den Wechseljahren. Muß Kleidung am Hals lockern. 14tägig wiederkehrender Kopfschmerz.

Lachesis D6 oder *D12.*

Meist rechtsseitige Kopfschmerzen, ausgelöst durch Ärger und Verdruß; durch Hunger. Besser nach dem Essen. Schlimmer zwischen 16 und 20 Uhr, durch strenge Gerüche, Kaffeegenuß, in einem überfüllten Zimmer, im

Lycopodium D6 oder *D12.*

warmen Bett. Oft besser durch (schnelles) Gehen an der frischen Luft. Will seine Ruhe haben. 7tägig wiederkehrender Kopfschmerz.

Flimmersehen im Zusammenhang mit Kopfschmerzen. Kopfschmerz ausgelöst oder verschlimmert durch emotionale Erregung, Musik, warme Speisen und Getränke, kalte Füße, Tageslicht, vor Gewitter. Besser durch Berührung, Reiben, kalte Umschläge, Schlaf. Zieht sich zurück, um niemand zur Last zu fallen. Jeden zweiten oder alle sieben Tage wiederkehrender Kopfschmerz.

Phosphorus D6 oder *D12.*

Kopfschmerz bei Wetterwechsel, besonders vor naßkaltem Wetter. Meist in den frühen Morgenstunden beginnend. Ausgelöst oder schlechter durch körperliche oder geistige Anstrengung, Zugluft, Licht, Geräusche. Besser durch Liegen (oft auf der schmerzhaften Seite), Erbrechen, kalte Umschläge. Alle 14 Tage auftretender Kopfschmerz.

Calcium carbonicum D6. oder *D12.*

Kopfschmerz nach geistiger Anstrengung, intensivem Gebrauch der Augen, Lesen und Schreiben, aber auch durch Kummer, Ärger, Aufregung. Durch Schlaf ver-

Natrium muriaticum D6 oder *D12.*

schlechtert oder auch gebessert. Schlechter durch die Sonne. Oft morgens beginnend, mittags schlimmer, abends besser. Schlechter durch Reden und Tröstungsversuche. Kopfschmerz bei Erkältung mit trauriger Stimmung.

»Hysterischer« Kopfschmerz nach Aufregung, Ärger, Kränkung oder Schreck; auch Kopfschmerz nach Kaffeegenuß, beim Autofahren. Schlechter durch Reden und Zuhören. 14tägig wiederkehrende Kopfschmerzen.	*Ignatia D6* oder *D12.*
Kopfschmerz durch emotionale Aufregung und Kummer, durch Sonneneinwirkung oder kalte Füße, nach Eiscreme oder auch warmen Speisen und Getränken, nach Schwerverdaulichem. Schlimmer im warmen Zimmer und im Stehen, besser durch leichte Bewegung an der frischen Luft. Kopfschmerz in der Schwangerschaft und im Zusammenhang mit der Periode, vor allem nach dem Aufhören der Blutung. Weint leicht, will Zuwendung.	*Pulsatilla D6* oder *D12.*
Kopfschmerzen nach einem anstrengenden Einkaufstag, vor Gewitter, während und nach der Monatsblutung, während Schwangerschaft und Klimakterium.	*Sepia D6* oder *D12.*

Schlimmer durch enge Kleidung um den Hals, Autofahren. Besser durch körperliche Anstrengung, Essen, Schlaf. Reizbar, verdrießlich, erschöpft.	
Kopfschmerz nach einem Sturz oder Schlag, bei Gehirnerschütterung. Sehr berührungsempfindlich.	*Arnica D6* oder *D12.*

Krampfadern

(Siehe auch Seite 241)

Schwache Venenwände und ungenügend schließende Venenklappen können zu Stauungserscheinungen führen, die als schlauch- oder knotenförmige Verdickung der oberflächlichen Venen sichtbar werden. Aufgrund der mechanischen Einengung im Bauchraum und der daraus folgenden Druckerhöhung kommt es dazu häufig auch in der Schwangerschaft. Auch durchgemachte Thrombosen, Fettleibigkeit und stehende Tätigkeit begünstigen die Entstehung von Krampfadern.

Außer an den Beinen können Krampfadern auch an anderen Körperstellen auftreten. Da diese Symptome jedoch fast immer auf schwerwiegende innere Erkrankungen zurückzuführen sind, können sie in diesem Buch nicht besprochen werden.

Die wichtigste Allgemeinmaßnahme besteht in ausreichender Beanspruchung der Beinmuskulatur. Die dadurch aktivierte »Muskelpumpe« beschleunigt den Weiterfluß des Blutes erheblich. Die Beine sollten auch regelmäßig hochgelagert werden. Zusätzliche Maßnahmen wie Stützstrümpfe können erforderlich sein, in ausgeprägten Fällen auch operative Eingriffe.

Wählen Sie aus den angegebenen Zustandsbildern das passendste aus und geben Sie die entsprechende Arznei regelmäßig über einen längeren Zeitraum. Wenn Sie nach zwei bis drei Wochen keinen Erfolg feststellen können und die vorliegende Symptomatik auch die Wahl eines anderen Mittels zuzulassen scheint, geben Sie dieses. Sollte sich auch damit keine Besserung einstellen, fragen Sie einen homöopathischen Arzt um Rat.

Alle venösen Entzündungen und Thrombosen gehören in ärztliche Behandlung. Sie können homöopathische Mittel zusätzlich anwenden.

Anfangsstadium. Völle- und Schwellungsgefühl oder auch bereits sichtbare Schwellung. Morgens müde und schläfrig. Allgemein sehr mürrisch und reizbar.	*Aesculus D6.* 3 – 5mal täglich eine Gabe, bei Besserung seltener.
Schmerzhafte Krampfadern, vor allem in der Schwangerschaft. Hellrote Blutung.	*Millefolium D6.* Eine Gabe alle 2 – 3 Stunden, bei Besserung seltener.
Große Berührungsempfindlichkeit, Zerschlagenheits- oder Prellschmerzen. Rötung und Hitze der betroffenen Region. Sichtbare Venenerweiterung.	*Arnica D6.* Stündlich eine Gabe bis zur Besserung, bei Bedarf wiederholen.
Brennend-stechende oder wunde Schmerzen, große Empfindlichkeit der betroffenen Venen. Krampfadern, die während der Schwangerschaft entstehen oder erheblich schlimmer werden. Blutende Krampfadern. Sogenannte	*Hamamelis D6.* Eine Gabe ein- bis zweistündlich, bei Besserung seltener. Bei Bedarf wiederholen.

»stellvertretende Blutungen«, z. B. Nasenbluten bei ausbleibender Menstruation. Neigung zu Hämorrhoiden.

Extreme Empfindlichkeit gegen alles Enge (auch Verbände!), schon bei bloßer Berührung. Besser durch Kälte. Schlechter durch Wärme. Violette Verfärbung der betroffenen Venen.

Lachesis D6. Stündlich eine Gabe bis zur Besserung, bei Bedarf wiederholen.

Schwärzlich verfärbte Venen mit Schwellung in der Umgebung und Einblutung unter die Haut. Allgemein erhöhte Blutungsneigung. Fieber.

Crotalus horridus D6. Eine Gabe halbstündlich bis stündlich, mit einsetzender Besserung seltener, bei Bedarf wiederholen. **Arzt holen!**

Krampfadern bei Leberstörungen, während der Schwangerschaft. Stechende Schmerzen, evtl. Bildung von Geschwüren, Entzündung. Ein Fuß heiß, der andere kalt. Neigung zu Blähungen und Hämorrhoiden.

Lycopodium D6. Eine Gabe 5mal täglich, bei akuten Zuständen häufiger, bei Besserung seltener.

Krampfadern während der Schwangerschaft, stechende oder wunde Schmerzen. Schwellung, evtl. Geschwürbildung und Entzündung. Krampfadern am Fuß.

Pulsatilla D6. Eine Gabe 5mal täglich, bei akuten Zuständen häufiger, bei Besserung seltener.

Magenverstimmung

Wohl jeder Mensch hat sich schon einmal den Magen verdorben und kennt die dabei auftretenden Beschwerden wie Druck- und Völlegefühl, Aufstoßen, Übelkeit, Erbrechen, Überblähung und Durchfall. Mit einem sorgfältig gewählten homöopathischen Mittel lassen sich diese unangenehmen Zustände meist rasch beheben.

Sollte auch nur der leiseste Verdacht auf eine Vergiftung mit Chemikalien bestehen, informieren Sie sich über die notwendigen Maßnahmen bei einer Vergiftungszentrale (→ Adressenliste, Seite 269) und fordern Sie rasche ärztliche Hilfe an.

Vergleichen Sie ggf. auch die Abschnitte »Aufstoßen/Sodbrennen« und »Ernährungsprobleme« auf den Seiten 139 f., 88 ff..

Dosierung: Geben Sie die am besten passende Arznei in der D6 alle 10 bis 20 Minuten oder in der D12 alle 20 bis 30 Minuten bis zur Besserung.

Beschwerden nach fetten und schweren Speisen, insbesondere Schweinefleisch, Kohl, Zwiebeln. Nach Eiscreme, verdorbenem Fisch. Bitterer Mundgeschmack, kein Durst. Oft gefühlsbetonte, leicht zu Tränen gerührte Patienten mit wechselhaften Stimmungen und Symptomen. Vorliebe für Butterbrot und kalte Speisen.	*Pulsatilla D6.*
Beschwerden durch geistige Überarbeitung, nach Kaffee, Alkohol, Nikotin, aber auch nach	*Nux vomica D6.*

Milchspeisen, sauren und kalten Sachen, Milch und Zwiebeln. Steingefühl im Magen 1 – 2 Stunden nach dem Essen. Gehetzte Großstadtmenschen, die kaum zur Ruhe kommen und übermäßig Anregungsmittel konsumieren. Aufbrausend, leicht beleidigt.

Beschwerden nach Eiscreme und anderen kalten Speisen, verdorbenem Fleisch oder Fisch, schlechtem Wasser oder Käse, nach Essig, Obst und anderen sauren Sachen. Brennender Magenschmerz. Viel Durst. Angst, Unruhe, »sterbenselend«. Fröstelige, ängstliche, übergenaue Menschen mit Furcht vor Alleinsein.

Arsenicum album D12.

Beschwerden nach blähenden Speisen wie Hülsenfrüchten, Kohl, Zwiebeln, auch nach Milch, Karotten, rohen Sachen sowie Krusten- und Schalentieren. Auftreibung, Verdauungsschwäche. Völlegefühl schon nach geringen Nahrungsmengen. Selbstunsichere Menschen, die ihre Ängstlichkeit durch bestimmendes Auftreten auszugleichen suchen, aber offene Konflikte scheuen. Vorliebe für Süßigkeiten.

Lycopodium D6.

Beschwerden vor allem nach Mehlspeisen, Brot, Milch. Herzklopfen bei Sodbrennen, stechende Schmerzen am Mageneingang. In sich gekehrte, verschlossene Menschen, die zu Depressionen neigen und mit altem Kummer schwer fertig werden. Vorliebe für Salz, Fisch, Bitteres.	*Natrium muriaticum D6* oder *D12*.
Beschwerden nach Eiern, Fleisch, Tee, kalten Getränken, Fett, Essig. Erbrechen gleich nach dem Essen. Magendruck, Hitzegefühl im Magen.	*Ferrum metallicum D6.*
Beschwerden nach verdorbenem Fleisch und Fisch, nach Schweinefleisch und anderen schweren Speisen sowie Krusten- und Schalentieren. Der Magen arbeitet nicht, Speisen bleiben lange liegen und faulen. Große Schwäche, Kältegefühl, Blässe.	*Carbo vegetabilis D6.*
Beschwerden nach verdorbenem Fleisch. Hohes Fieber, langsamer Puls oder rascher Puls bei geringem Fieber.	*Pyrogenium D6.*
Beschwerden nach Schweinefleisch, Kalbfleisch, saurem Obst, Eis, aber auch nach Ärger und Verdruß. Schlechter durch Speisengeruch. Erbrechen, aber ganz saubere Zunge.	*Ipecacuanha D6.*

Beschwerden nach Süßigkeiten und Kaffee, auch nach psychischer Verletzung, frischem Kummer. Gefühl, als würde der Magen »wegsinken«. Blähungen, Schluckauf, Krämpfe. Traurig, in sich gekehrt oder auch exaltiert mit viel Jammern und Seufzen. — *Ignatia D6 oder D12.*

Beschwerden nach Kaffee, Süßigkeiten, auch nach Ärger. Galliges Erbrechen, drückende Magenschmerzen, gelbe Zunge. Oft gesteigerte Aktivität. Kinder weisen Dinge zurück, die sie eben erst verlangt haben, wollen herumgetragen werden. — *Chamomilla D6.*

Beschwerden nach Eiern. Schon der bloße Anblick oder Geruch von Speisen verursacht Übelkeit. Kältegefühl im Magen. — *Colchicum D6.*

Muskelkrämpfe

Diese schmerzhaften Kontraktionen einzelner Muskeln oder Muskelgruppen treten häufig nachts aus dem Schlaf heraus oder bei bestimmten Bewegungen auf. Fördernd wirkt eine vorangegangene Überanstrengung der Muskulatur, z.B. durch langes Schreiben oder Marschieren.

Immer wieder auftretende Muskelkrämpfe sollten diagnostisch von einem Arzt abgeklärt werden, um ein Reizsyndrom der das Rückenmark verlassenden Nervenwurzeln auszuschließen.

In den meisten Fällen werden Sie mit einer der folgenden Arzneien rasch Abhilfe schaffen können.

Dosierung: Geben Sie die passende Arznei bei akuten Zuständen alle fünf bis zehn Minuten bis zur Besserung. Sollte sich damit kein dauerhafter Erfolg erreichen lassen, geben Sie eine D6 dreimal täglich oder eine D12 zweimal täglich für ein bis zwei Wochen und setzen Sie das Mittel ab, sobald der Patient beschwerdefrei ist.

Nächtliche Wadenkrämpfe ohne erkennbare Ursache; häufiger bei Erkältungen, während Menstruation oder Schwangerschaft.	*Cuprum metallicum D6.*
Wadenkrämpfe nach Überanstrengung. Schreibkrämpfe bei Schülern, Studenten, Sekretärinnen und anderen Personen, die ihre Hand- und Fingermuskulatur sehr beanspruchen.	*Magnesium phosphoricum D6.*
Wadenkrämpfe während der Schwangerschaft, besonders, wenn zugleich Schwangerschaftsübelkeit, Verlangen nach sauren Nahrungsmitteln und allgemeine Abgespanntheit vorliegen.	*Sepia D6.*
Nächtliche Wadenkrämpfe, vor allem beim Sich-Strecken im Bett,	*Calcium carbonicum D6.*

beim Strecken des Unterschenkels. Krämpfe in der Fußsohle während der Schwangerschaft.

Wadenkrämpfe beim Beugen oder Strecken des Unter- oder Oberschenkels. Wadenkrämpfe während der Wehen. — *Nux vomica D6.*

Krämpfe in der Wade oder Fußsohle beim Auftreten, Tanzen, bei Streckbewegungen im Bett. Häufig heiße Füße, die zur Kühlung aus dem Bett gestreckt werden. — *Sulphur D6.*

Nasennebenhöhlenentzündung (Sinusitis)

Während oder nach einem Schnupfen kann sich die Infektion mit Viren und Bakterien auf die Nasennebenhöhlen ausbreiten. Die Folge sind oft erhebliches allgemeines Krankheitsgefühl sowie Schmerzen im Bereich der Stirn und der Wangenknochen. Die Nasenatmung ist meist behindert. Da die Luft bei der Atmung durch den Mund nicht genügend angefeuchtet wird, kommt es häufig durch eine Austrocknung der Rachenschleimhaut auch noch zu Entzündungen in diesem Bereich. Als Allgemeinmaßnahmen empfehlen sich neben ausreichender Ruhe und Frischluftzufuhr Kopfdampfbäder mit Kamillentee oder Salzwasser. Verzichten Sie auf den Zusatz ätherischer Öle, die zwar eine momentane Erleichterung bringen, andererseits aber die Wirkung homöopathischer Arzneien zunichte machen können.

In schweren Fällen sollte ein Arzt entscheiden, ob Antibiotika eingesetzt werden müssen. Geben Sie die passende homöopathische Arznei dann zusätzlich.

Wenn das gewählte homöopathische Mittel innerhalb einiger Tage keinen Erfolg bringt oder die Symptome sich ändern, beurteilen Sie den Fall erneut und geben Sie die passendste Arznei.

Dosierung: Geben Sie das passende Mittel alle ein bis zwei Stunden, bei einsetzender Besserung seltener.

Gelbgrünes, zähes, schwer auszuschneuzendes Sekret, fließt in den Nasen-Rachen-Raum. Pflockgefühl in der Nase und im Hals. Borken- und Geschwürbildung in der Nase. Schmerzen an Nasenwurzel oder Backenknochen. Besser durch feuchte Wärme (Kopfdampfbäder!).	*Kalium bichromicum D6.*
Eitriges Sekret. Extreme Kälteempfindlichkeit, vor allem am Kopf.	*Hepar sulphuris D6.*
Heftiger Druck an der Nasenwurzel, Stirnkopfschmerzen. Übelriechendes, zähes Sekret, fließt in den Nasen-Rachen-Raum. Trockener Mund, fauliger oder bitterer Mundgeschmack. Schlechter nachts.	*Cinnabaris D6.*
Faulig riechendes, zähes, gelbgrünes Sekret, hämmernde Kopfschmerzen, Druckgefühl im Kopf.	*Kalium jodatum D6.*

Oft Tränenfluß. Halsschmerzen, schlechter durch Sprechen.	
Anfangs dünnes, wundmachendes, dann zähes, gelbes, blutiges Sekret, in den Nasen-Rachen-Raum tropfend. Schlechter nachts. Besser im Freien.	*Hydrastis D6.*
Chronischer Schnupfen, verschleppte Nebenhöhlenentzündung. Eitriges Sekret, Neigung zu Abszeß- und Fistelbildung. Fröstelig.	*Silicea D6.*
Dickes, eitriges, übelriechendes Sekret. Wunde, schorfige Nasenlöcher. Oft vermehrter Speichelfluß, Nachtschweiß.	*Mercurius solubilis D12.*

Nesselsucht (Urticaria)

Die Krankheit verdankt ihren Namen der Brennessel (lat. Urtica). Diese ruft bei Hautkontakt einen wohlbekannten Ausschlag hervor, dem die Nesselsucht sehr ähnelt.

Verschiedene physikalische Einflüsse und Überempfindlichkeitsreaktionen können zur Freisetzung von Histamin aus den Mastzellen der Haut führen. Dadurch werden die feinen Endgefäße der Haut erweitert und durchlässig, es bilden sich rötliche, meist stark juckende Quaddeln.

Wegen der möglichen Schockgefahr muß bei massiver Urticaria ein Arzt herangezogen werden.

In leichteren Fällen werden Sie bei sorgfältiger Wahl einer homöopathischen Arznei eine rasche Besserung erzielen. Eines der wichtigsten Mittel ist tatsächlich die Brennessel, aber es kommen auch eine Reihe anderer Arzneien in Frage.

Dosierung: Geben Sie die passende Arznei anfangs ein- bis zweistündlich, bei Besserung seltener. Bei schon länger bestehenden Fällen versuchen Sie eine D12 zwei- bis dreimal täglich.

Nesselsucht durch Unterkühlung, Durchnässung (auch Schweiß), bei Rheumatismus und Fieber. Kratzen verschlimmert. Jedes Frühjahr auftretende Nesselsucht.	*Rhus toxicodendron D6.*
Nesselsucht nach körperlicher Anstrengung und Baden, nach Genuß von Meeresfrüchten. Bei Rheumatikern, wobei die Hauterscheinungen mit den Gelenksbeschwerden abwechseln. Besser im Liegen, schlechter durch Wärme und Waschen.	*Urtica urens D6.*
Nesselsucht durch kalte Luft. Besser durch körperliche Anstrengung und Wärme.	*Sepia D6.*
Nesselsucht bei Erkältung und Fieber, Luft- und Wetterwechsel, Asthma. Schlechter nachts, durch Wärme und Schweiß. Oft langdauernder Verlauf.	*Apis mellifica D6.*

Nesselsucht während einer Erkältung, nach körperlicher Anstrengung. Schlimmer durch Wärme.	*Natrium muricaticum D6.*
Nesselsucht vor oder nach einer Erkältung, besser durch Wärme und körperliche Betätigung.	*Hepar sulphuris D6.*
Nesselsucht nach Genuß von (möglicherweise verdorbenem) Fleisch. Übelkeit, Erbrechen, dicker weißer Zungenbelag. Weder starke Hitze noch Kälte werden vertragen.	*Antimonium crudum D6.*
Nesselsucht nach Baden oder starker Sonnenbestrahlung, nach Fischverzehr. Hellhäutige Menschen.	*Phosphorus D6.*

Operationen

Da die Auswirkungen von chirurgischen Eingriffen bei den meisten Patienten ziemlich ähnlich sind, kann man nach einem vergleichsweise einfachen Behandlungsschema verfahren.

Vor der Operation

- Angst vor der Aufnahme im Krankenhaus und vor der Operation kann durch einige Mittel gelindert werden (→ »Angst«, Seite 134). Die drei am häufigsten benötigten sind unten angegeben. Nehmen Sie das ausgewählte Mittel einige Tage vor der stationären Aufnahme abends vor dem Schlafengehen.

- Zur Vorbeugung von Blutungen. Manche Menschen haben eine erhöhte Blutungsneigung. Bei chirurgischen Eingriffen im Kiefer-, Nasen- und Halsbereich kann es besonders schnell zu Blutungen kommen. In diesen Fällen ist *Phosphor* das Mittel der Wahl. In den übrigen hilft *Arnica,* vor und nach der Operation eingenommen, Blutungen und Blutergüsse (Hämatome) und die damit verbundenen Beschwerden zu reduzieren.
- Schmerzen, Gewebsverletzungen und Schwellungen. Diese Beschwerden sind keine Seltenheit nach Operationen. Wenn *Arnica* bzw. *Hypericum* vor und nach der Operation genommen werden, können unangenehme Nachwirkungen stark reduziert und schmerzstillende Medikamente eingespart werden.
- Schock. Der Schockzustand, der bisweilen nach einem chirurgischen Eingriff eintritt, kann durch die vorhergehende Einnahme von *Arnica* erheblich gemildert werden.
- Allergien. Wenn Sie an einer Allergie leiden oder früher einmal irgendwelche unerwünschten Reaktionen auf betäubende (anästhesierende) oder schmerzlindernde Medikamente erlebt haben, vergessen Sie auf keinen Fall, dies den behandelnden Ärzten und den Krankenschwestern mitzuteilen.

Es sind keine unliebsamen Reaktionen zwischen den homöopathischen Mitteln und den Medikamenten, die Ihnen im Krankenhaus verordnet werden, zu befürchten. Es ist allerdings möglich, daß das Krankenhauspersonal darauf besteht, daß Sie keine anderen Medikamente einnehmen als diejenigen, die Ihnen dort verabreicht werden (auch keine homöopathischen). Bitte denken Sie daran, daß das Krankenhauspersonal die rechtliche Verantwortung für die in seiner Obhut befindlichen Patienten zu tragen hat. Vielleicht können Sie mit den behandelnden Ärzten ein Abkommen im gegenseitigen Einverständnis treffen – auch im Krankenhaus stehen heute viele Ärzte der Homöopathie aufgeschlossener gegenüber als noch vor wenigen Jahren. Versuchen Sie aber nicht, ihnen regelrecht »reinzureden«.

Angst. Schlechtes Gedächtnis. Verwirrt. Schwach und zittrig. Neigung zu Durchfall.	*Gelsemium D12.* Eine Gabe bei Schlaflosigkeit, eine Gabe vor der Aufnahme und vor der Operation.
Angst, aufgeregt, aufgewühlt. Spricht schnell, hastiges Benehmen. Ruhelos – eine unvollendete Tätigkeit nach der anderen.	*Argentum nitricum D12.* Eine Gabe bedarfsweise bei Schlaflosigkeit sowie eine Gabe vor der Aufnahme und vor der Operation.
Ängstlich, gefühlsbetont, überempfindlich. Selbstbezogen. Veränderliche Launen. Läßt sich leicht von Problemen ablenken. Hysterische Verhaltensweisen und Gesten. Seufzen.	*Ignatia D12.* Eine Gabe täglich, beginnend einige Tage vor der Aufnahme.
Zur Vorbeugung von Blutungen (bei entsprechender Veranlagung oder Operationen in leicht blutendem Gewebe).	*Phosphorus D6.* Eine Gabe morgens und abends am Tag zuvor; eine Gabe am Morgen vorher.
Schmerzen, Gewebsverletzungen (Quetschung), Schwellung, Schock.	*Arnica D6* oder *D12.* Am Tag vor der Operation 3mal eine Gabe; im Verlauf der Erholungsphase weiter einnehmen, bei Besserung seltener.
Bei Operationen in nervenreichem, empfindlichem Gewebe mit entsprechend starken Schmerzen.	*Hypericum D6* oder *D12.* Am Tag vor der Operation 3mal eine Gabe; im Verlauf der Erholungsphase weiter einnehmen, bei Besserung seltener.

Nach der Operation

- Schläfrigkeit und Verwirrtheitszustände kommen bei vielen Menschen für kurze Zeit nach einer Operation vor, sind gelegentlich aber stark ausgeprägt oder halten einige Tage lang an. Wenn dies der Fall ist (oder bei einer früheren Operation geschehen ist) wird *Opium D12* hilfreich sein. Es ist am ersten Tag nach der Operation einzunehmen.
- Übelkeit und Erbrechen (→ Seite 238).
- Postoperative Blutungen bedürfen natürlich der Behandlung durch die Krankenhausärzte, doch kann die zusätzliche Einnahme von *Phosphorus D6* bei entsprechender Symptomatik eine Hilfe sein.
- Schmerzen, Schwellungen und Blutergüsse nach Quetschungen sprechen auf die fortgesetzte Einnahme von *Arnica D6* bzw. *Hypericum D6* gut an.
- Luft und Winde, die weder nach oben noch nach unten abgehen wollen, verursachen eine schmerzhafte Blähung des Magens und der Gedärme. Hier hilft *Raphanus niger D6.*
- Körperliche Schwäche, Ohnmachtsgefühl und allgemeiner Mangel an Energie sprechen auf *China D6* an.
- Postoperatives Erbrechen läßt sich häufig mit *Nux vomica D6* oder *D12* lindern. Eine Gabe ein- bis zweistündlich oder nach jedem Erbrechen einnehmen.
- »Nervöse Erschöpfung«, die sich nach der Operation bei manchen Menschen einstellt, wird oft durch *Kalium phosphoricum D12* behoben. Man gibt es anfangs drei- bis viermal täglich.
- Schlechte Heilungstendenz von Operationswunden spricht meist auf *Staphisagria D6* gut an.

Für die Mittelgabe gilt wie immer: Bei Besserung seltener!

Schläfrigkeit, Verwirrtheitszustände, besonders nach einer langen Narkose. Wacht schwer auf.	*Opium D12.* Eine Gabe 2- oder 3mal am ersten Tag nach der Operation.

Blutungen und Blutsickern.	*Phosphorus D6.* Eine Gabe 2- oder 3mal am ersten Tag nach der Operation.
Schmerzen, Schwellungen, Blutergüsse nach Quetschungen.	*Arnica D6.* Eine Gabe 3–4mal täglich, 3–4 Tage.
Nach Operationen in nervenreichem, empfindlichem Gewebe mit entsprechend starken Schmerzen.	*Hypericum D6.* Eine Gabe 3–4mal täglich, 3–4 Tage.
Blähungen, Winde. Bauch schmerzhaft aufgetrieben. Winde gehen nicht ab.	*Raphanus niger D6.* Eine Gabe in ein- bis zweistündlichen Abständen bis zur Besserung.
Körperliche Schwäche. Ohnmachtsgefühle. Keine Energie. Nach »Säfteverlust« (Schweiß, Blutungen, Erbrechen).	*China D6.* Eine Gabe 4mal täglich, bei einsetzender Besserung seltener.
Erbrechen nach Narkosen.	*Nux vomica D6* oder *D12.* Eine Gabe ein- bis zweistündlich oder nach jedem Erbrechen.
Überempfindlich, reizbar, launisch. Schlaflosigkeit. Nervöse Erschöpfung. Schwäche. Rasch ermüdet. Schlechte Konzentration. Außerstande, wieder seiner Arbeit nachzugehen.	*Kalium phosphoricum D12.* Anfangs 3–4mal täglich eine Gabe, bei Einsetzen der Besserung reduzieren.
Schlecht heilende Operationswunden.	*Staphisagria D6.* 3mal täglich eine Gabe.

Rosenflechte (Acne rosacea)

Hierbei handelt es sich um eine abnorme Reaktion der Gesichtshaut, aus der schließlich eine Rötung und Verdickung der Haut entstehen kann. Betroffen sind die Wangen und bisweilen auch die Stirn. Zu Beginn besteht eine veränderliche Rötung der Haut, die allmählich dauerhaft wird. Zudem zeigen sich auffällige Blutgefäße in der Haut, und im späteren Verlauf wird die Haut rot und verdickt mit kleinen Flecken.

Häufig empfinden die Patienten ein Brennen und Stechen, das durch heiße Getränke und Alkohol verschlechtert wird. Diese Hautkrankheit tritt besonders häufig bei Frauen während der Wechseljahre auf. Sie kommt jedoch auch bei Alkoholikern beiderlei Geschlechts vor. Tritt die Rosenflechte im Klimakterium auf, ist sie für die betroffenen Patientinnen oft besonders beschwerlich, da gleichzeitig auch noch andere Wechseljahresbeschwerden vorliegen.

Wenn großer seelischer Leidensdruck besteht und die angegebenen Mittel zuwenig bewirken, sollte man einen erfahrenen homöopathischen Arzt konsultieren, der eine konstitutionelle Behandlung durchführen kann.

Rote, gerötete Haut, körniges Aussehen. Erweiterte Venen. Auffallend symmetrische Stellen an den Wangen und in der Mitte der Stirn.	*Arnica D6.* Eine Gabe 2mal täglich.
Rote, brennende, stechende Stellen auf den Wangen, durch örtliche Wärme verschlechtert. Hitzewallungen mit roten Wangen.	*Sanguinaria canadensis D6.* Eine Gabe morgens und abends.

Die Behandlung muß eventuell über einige Wochen fortgesetzt werden.

Schlafstörungen

Vergleichen Sie hierzu auch den Abschnitt »Schlaflosigkeit bei Kindern«, Seite 127. Auch im Erwachsenenalter haben Schlafstörungen meistens seelische Ursachen. Darunter fallen ungelöste Konflikte, Kummer und Gram ebenso wie Überarbeitung, Ärger oder auch große Freude. Nicht wenige Menschen sind sogar so erschöpft, daß sie deswegen keinen Schlaf mehr finden können. In vielen dieser Fälle werden Sie mit homöopathischen Mitteln helfen können.

Menschen mit langdauernden oder sehr schweren Schlafstörungen sollten sich von einem Arzt gründlich untersuchen lassen, da auch körperliche Erkrankungen verschiedener Art mit Schlafstörungen einhergehen können.

Dosierung: Geben Sie die angezeigte Arznei zwei Stunden zuvor sowie unmittelbar vor dem Schlafengehen und wiederholen Sie die Gabe, falls nötig.

Folge von geistiger Überarbeitung. Nach der Arbeit schläfrig, nachts dann aber schlaflos. Aufwachen schon durch leise Geräusche. Kann nicht »abschalten«. Schlaflos nach zuviel Alkohol, Nikotin oder Kaffee. Schlaflos ab 3 Uhr morgens.	*Nux vomica D12.*
Schlaflosigkeit nach (unterdrücktem) Ärger und Verdruß. Schläfrig am Tag, dennoch nachts schlaflos. Allgemeines Zerschlagenheitsgefühl.	*Staphisagria D12.*
Schlaflosigkeit nach Verlust einer geliebten Person, durch frischen	*Ignatia D12.*

Kummer. Viel Seufzen. Jammern im Schlaf.	
Schlaflosigkeit durch Kummer und Gram, dessen Ursache schon länger zurückliegt. Herzklopfen.	*Natrium muriaticum D12.*
Schlaflosigkeit bei Heimweh. Oft kräftige, »vollblütige« Personen mit roten Wangen.	*Capsicum D12.*
Schlaflosigkeit bei erschöpfender Krankenpflege.	*Cocculus D12.*
Schlaflosigkeit bei alten, oft schon etwas vergeßlichen Menschen.	*Barium carbonicum D12.*
Schlaflosigkeit durch übergroße Freude, nach Alkoholgenuß, durch übermäßige Aktivität des Gehirns: derselbe Gedanke kommt immer wieder in den Sinn. Hellwach, aufgekratzt. Wacht um 3 Uhr auf.	*Coffea D12.*

Schnupfen

Lesen Sie auch die Abschnitte »Erkältung und Grippe« und »Nasennebenhöhlenentzündung« auf den Seiten 102 und 219.

Diese wohlbekannte, sehr lästige Gesundheitsstörung stellt eine Verteidigungsmaßnahme der Nasenschleimhaut gegen eindringende Erreger dar. Typischerweise handelt es sich um Viren, die aufgrund einer meist erkältungsbedingten momentanen

Abwehrschwäche »fußfassen« können. Das anfangs klare Sekret wird gelblich-grün, wenn eine bakterielle Infektion hinzukommt.

Da er eine natürliche, sinnvolle Abwehrmaßnahme darstellt, sollte Schnupfen nicht mit chemischen Medikamenten künstlich unterdrückt werden. Erleichternd wirken oft Kopfdampfbäder mit Zusatz von Kamille oder Salz.

Rechtzeitig eingesetzt, wird die passende homöopathische Arznei den Organismus bei der raschen Überwindung der Infektion sehr wirkungsvoll unterstützen. Zusätzlich können Sie zur Verbesserung der Immunlage echinaceahaltige Präparate oder *Echinacea-Urtinktur* einnehmen.

Bei häufig wiederkehrenden Erkältungen sollten Sie einen erfahrenen homöopathischen Arzt um Rat fragen, da oft eine konstitutionelle Behandlung erforderlich ist.

Dosierung: Geben Sie die am besten angezeigte Arznei ein- bis zweistündlich, bei Einsetzen der Besserung seltener.

Anfangsstadium mit klarem, heißem Sekret, »voller Kopf«. Durch kalten Wind ausgelöst, aber häufig besser im Freien.	*Aconitum D6.*
Viel wäßriges Sekret, brennend und wundmachend. Milder Tränenfluß. Schlechter in der Wärme, im Zimmer. Besser im Freien.	*Allium cepa D6.*
Viel mildes Sekret, wundmachende Tränen. Schlechter bei windigem Wetter. Besser in der Wärme.	*Euphrasia D6.*
Grün-gelbes, rahmiges, mildes Sekret. Schlechter im Zimmer. Besser im Freien.	*Pulsatilla D6.*

Wäßriges Sekret, oft anfallsartiges Niesen, Nase nachts verstopft, auch tagsüber verstopft oder absondernd. Schnupfen durch kaltes Wetter, bei jedem Luftzug. Schlechter im warmen Zimmer, aber im Freien nicht deutlich besser.	*Nux vomica D6.*
Verstopfte, trockene Nase bei Säuglingen. Atemnot im Schlaf und beim Trinken.	*Sambucus nigra D6.*
Zähes, klebriges Sekret. Grüngelbe Borken, die sich nach dem schmerzhaften Loslösen rasch wieder bilden. Kleine Geschwüre »wie ausgestanzt« an den Nasenrändern und der Nasenscheidewand.	*Kalium bichromicum D6.*
Niesanfälle vor allem beim Entkleiden. Weißes, eiweißartiges Sekret. Geschmacks- und Geruchssinn deutlich eingeschränkt. Neigung zu Lippenbläschen. Traurige Stimmung.	*Natrium muriaticum D6* oder *D12.*

Schuppenflechte (Psoriasis)

Diese chronische Hautkrankheit kann bereits im Kindesalter auftreten, setzt jedoch meistens später ein. Es bilden sich Areale mit verdickter Haut, Krusten und Schuppen und zuweilen auch Hautrisse, die bluten können.

Es kann zwar jede Hautpartie betroffen sein, doch die typischen Stellen sind Knie, Ellbogen und Kopfhaut. An den Knien und Ellbogen fallen vor allem die Hautverdickungen auf, bisweilen auch mit Hautrissen und Blutungen. An der Kopfhaut tritt meist starke Schuppenbildung auf.

Es gibt eine familiäre Veranlagung zu Psoriasis, und in manchen Fällen spielen starke Ängste und Streß eine Rolle bei der Entstehung. Gerade auch wenn dies der Fall ist, sollten Sie einen erfahrenen Homöopathen konsultieren, denn eine gründliche Auswertung der Familiengeschichte und des psychischen und physischen Zustands des Patienten ist unerläßlich. Die Behandlung wird meist längere Zeit in Anspruch nehmen.

Zarte, trockene Hautareale mit Schuppenbildung. Brennen, Juckreiz durch örtliche Wärme gebessert.	*Arsenicum album D12.* Eine Gabe morgens und abends.
Blutige Einrisse in stark verdickten Hautarealen. Juckreiz durch Kratzen nicht gebessert.	*Sepia D6.* Eine Gabe morgens und abends.
Lederartige Haut mir rauhen, verdickten und rissigen Flecken. Verdickung der Nägel, mit Rissen und Grübchen. Schlechter im Winter.	*Petroleum D6.* Eine Gabe morgens und abends.

Schwindel

Störungen des Gleichgewichtsempfindens können sehr viele Ursachen haben und sind mitunter auch ein Frühsymptom ernster Grundkrankheiten.

Ziehen Sie bei schweren oder länger bestehenden Schwindelzuständen stets einen Arzt zu Rate!

In leichteren Fällen, wie sie im Alltag häufig vorkommen, läßt sich mit dem passenden homöopathischen Mittel meist eine rasche Besserung erzielen.

Schwindel bei alten Menschen mit gestörter Gehirndurchblutung. Das Bett oder andere Gegenstände scheinen sich zu drehen. Schwindel beim Abwärtsgehen oder -sehen, beim Aufstehen, aber schlechter auch im Liegen. Besser beim Augenschließen.	*Conium D12.* 2–3mal täglich eine Gabe.
Schwindel bei nervlich überempfindlichen alten Menschen mit allgemeiner Schwäche, Schlaflosigkeit, Niedergeschlagenheit. Besser im Liegen. Taubheitsgefühl an einzelnen Gliedern.	*Ambra grisea D12.* 2–3mal täglich eine Gabe.
Schwindel bei nervösen, leicht erregbaren Personen. Schlechter bei leerem Magen, nach Flüssigkeitsverlust, bei und nach dem Aufstehen aus sitzender oder liegender Position, an hochgele-	*Phosphorus D12.* 2–3mal täglich eine Gabe.

genen Orten. Ohnmachtsneigung, Zittern. Muß sich hinlegen.

Schwindel an hochgelegenen Orten, auf offener Straße (befürchtet, Häuser stürzen über ihm zusammen), durch geistige Anstrengung. Schwäche und Zittern. Gefühl, als wäre der Kopf vergrößert. Schwindel schlimmer beim Augenschließen. Nervöse, hastig arbeitende Personen mit ängstlicher Erwartungsspannung und ausgeprägtem Verlangen nach Süßigkeiten.

Argentum nitricum D12. 2–3mal täglich eine Gabe.

Schwindel bei anämischen Patienten, oft mit Übelkeit. Schlimmer durch plötzliches Aufstehen, beim Abwärtsgehen, beim Überqueren von Wasser. Schwindel während einer Erkältung.

Ferrum metallicum D12. 2–3mal täglich eine Gabe.

Schwindel beim Aufwärtsgehen und -sehen, in der Höhe, bei schneller Kopfbewegung, während einer Erkältung. Gefühl, sich im Kreis zu drehen. Meist wohlgenährte, eher behäbige Personen.

Calcium carbonicum D12. 2–3mal täglich eine Gabe.

Schwindel während einer Erkältung, nach Kaffee- oder Alkoholgenuß und Rauchen. Oft mit Übelkeit und Erbrechen. Gefühl, als ob das Bett sich drehe. Überarbeitete, aufbrausende Personen mit Hang zum Genußmittelmißbrauch.

Nux vomica D12. 2–3mal täglich eine Gabe.

Schwindel beim Autofahren, oft mit heißem, rotem Gesicht.	*Cocculus D6* oder *D12.* Halbstündlich eine Gabe bis zur Besserung.
Schwindel nach Gehirnerschütterung oder starker Sonnenbestrahlung, ängstliche Unruhe.	*Aconitum D12.* Halbstündlich bis stündlich eine Gabe bis zur Besserung.
Schwindel nach Gehirnerschütterung, auch wenn diese schon länger zurückliegt. Schlechter beim Augenschließen.	*Arnica D12.* Akut halbstündlich bis stündlich eine Gabe, sonst 2–3mal täglich.
Schwindel nach Kopfverletzungen, oft mit geistigen Störungen und Schwermut.	*Natrium sulphuricum D12.* 2–3mal täglich eine Gabe.
Schwindel nach Kopfverletzungen mit Neigung zu Schwermut und/oder Krampfanfällen.	*Cicuta virosa D12.* 2–3mal täglich eine Gabe.

Falls nötig, können Sie die Arzneien auch häufiger geben. Denken Sie jedoch stets daran, mit zunehmender Besserung die Abstände zwischen den Einzeldosen entsprechend zu verlängern.

Vergleichen Sie auch die Abschnitte »Kopfverletzungen« auf Seite 34 und »Sonnenstich« auf Seite 237.

Zögern Sie in allen Zweifelsfällen nicht, ärztliche Hilfe in Anspruch zu nehmen!

Sonnenstich

Direkte Sonnenbestrahlung des unbedeckten Kopfes kann durch zu starke Hirndurchblutung zu schweren Allgemeinsymptomen wie Kopfschmerzen, Übelkeit, Schwindel und Kollaps führen. Die Situation kann lebensbedrohlich werden!

Sofortmaßnahmen

Kopf erhöht lagern und in kalte, feuchte Tücher einhüllen.

Innerlich

Bis zum Eintreffen eines Arztes versuchen Sie das zu den vorherrschenden Symptomen am besten passende Mittel. Geben Sie es alle zehn Minuten, bei Einsetzen der Besserung seltener.

Blasses oder auch rotes Gesicht. Starrer Blick, erschwerte Atmung. Blutwallungen aus dem Brustraum zum Kopf. Pulsierender Kopfschmerz, besser durch kalte Umschläge. Gefühl einer Vergrößerung des Kopfes. Klopfender, gedoppelter Puls. Mitunter Bewußtlosigkeit.	*Glonoinum D6* oder *D12.*
Rotes, heißes, schwitzendes Gesicht. Erweiterte Pupillen. Benommenheit bis hin zur Bewußtlosigkeit. Sichtbares Pulsieren der Schlagadern an Hals und Schläfe. Klopfender Kopfschmerz, durch	*Belladonna D6* oder *D12.*

Erschütterungen jeder Art verschlimmert.

Angeschwollenes, wenig gerötetes Gesicht. Kaum Durst. Zeichen einer Hirnhautbeteiligung: Nakkensteifigkeit, der Patient hält den Kopf zurückgebeugt, rollt ihn auf dem Kissen hin und her. Besonders bei Kindern Aufschreien aus dem Schlaf. Große Berührungsempfindlichkeit. Wärme verschlimmert, Kälte bessert. — *Apis D6* oder *D12*.

Übelkeit und Erbrechen

Es gibt wohl kaum einen Menschen, der nicht schon irgendwann einmal mit diesen Symptomen zu tun hatte. Übelkeit kann durch eine Magenreizung, durch eine Infektion oder durch übermäßiges Essen und Trinken hervorgerufen werden. Sie tritt auch als Teil einer Allgemeinerkrankung auf, wie bei einer Grippe, oder auch während der Schwangerschaft. Eine Störung des Gleichgewichtsorgans im Ohr ruft gleichfalls Übelkeit hervor, etwa bei der Reisekrankheit, oder bei spezifischen Erkrankungen wie der Menière'schen Krankheit.

Wenn Erbrechen plötzlich und ohne erkennbaren Grund auftritt, sind gezielte medizinische Untersuchungen unerläßlich. Die angeführten homöopathischen Mittel sind zwar nur eine kleine Auswahl aus einer sehr langen Liste, werden aber in den meisten Fällen hilfreich sein. Bei Kindern und besonders bei Kleinkindern müssen Sie bei Erbrechen darauf achten, daß es nicht zu einem gefährlichen Flüssigkeitsmangel kommt, besonders während heißer Witterung. Beugen Sie vor, indem Sie Ihrem Kind häufig kleine Mengen von Wasser zu trinken geben.

> Wenn Sie im Krankheitsfall irgendwelche Zweifel haben, rufen Sie Ihren Arzt sofort an oder bringen Sie das Kind in ein Krankenhaus.

Intensive Übelkeit und Schweiß. Keine Besserung durch Erbrechen. Zunge bleibt sauber. Starker Speichelfluß. In manchen Fällen auch Durchfall.	*Ipecacuanha D6.* Ein- bis zweistündlich eine Gabe, bei Besserung seltener.
Brennende Schmerzen und saures Erbrechen. Kälte, Frösteln und Schwäche. Starke Angst. Häufig auch Durchfall.	*Arsenicum album D12.* Ein- bis zweistündlich eine Gabe, bei Besserung seltener.
Kein Appetit. Aufstoßen. Zunge dick weiß belegt. Folge von Überessen, Völlerei. Reizbar, beklagt sich.	*Antimonium crudum D12.* Eine Gabe in ein- bis zweistündigen Abständen, bei Besserung seltener.
Gefühl von Aufgetriebenheit und Schwere im Magen. Aufstoßen, Sodbrennen. Beschwerden nach Überessen, Völlerei. Schlechter am Morgen und nach dem Essen. Überempfindlich, reizbar, heikel. »Der Morgen danach« – verkatert.	*Nux vomica D6.* Eine Gabe ein- bis zweistündlich, bei Besserung seltener.

Falls erforderlich, können die Mittelgaben auch häufiger erfolgen.

Überanstrengung

(Siehe auch Seite 171 und 174 ff.)

Einseitige oder übermäßige Beanspruchung kann zu erheblichen Reizzuständen im Bereich der betroffenen Gliedmaßen führen.

Wenn Sie die zu den vorliegenden Symptomen am besten passende Arznei geben, werden Sie oft rasche Linderung der Beschwerden erleben. Sorgen Sie aber auch für Erholung und Ausgleich!

Dosierung: Geben Sie die passende Arznei bei akuten Zuständen stündlich, bei mehr chronischen Zuständen drei- bis fünfmal täglich, mit einsetzender Besserung seltener.

Überanstrengung des Bewegungsapparates. Schmerzen schlechter in Ruhe, durch Kälte, am Anfang der Bewegung. Besser durch fortgesetzte Bewegung und Wärme. Oft Ruhelosigkeit.	*Rhus toxicodendron D6.*
Überanstrengung durch monotone Bewegungsabläufe (z.B. Maschinenschreiben) mit Muskelkrämpfen und Schmerzen.	*Magnesium phosphoricum D6.*
Überanstrengung der Hände mit Schwäche, Nervosität, Schmerzen; gestörte Feinmotorik und Zittern.	*Gelsemium D6.*
Überanstrengung der Muskulatur, Muskelkater.	*Arnica D6.*

Hüftschmerz nach Überanstrengung, besonders bei wohlgenährten, beim Gehen rasch ermüdeten Personen.	*Calcium carbonicum D6.*

Unterschenkelgeschwüre

Länger bestehende venöse Stauungen können in schweren Fällen schließlich zu einer Geschwürbildung im Bereich der Unterschenkel führen.

> Die oft langwierige Behandlung gehört in die Hände eines erfahrenen Arztes, der Kompressionsverbände anlegen und weitere Maßnahmen einleiten wird.

Zur unterstützenden homöopathischen Therapie kommen vor allem *Aesculus, Hamamelis, Millefolium* und *Calendula* in Frage.

Geschwür mit blau verfärbter Umgebung, weichem Rand.	*Aesculus D4 oder D6.* 3 – 5mal täglich eine Gabe.
Geschwür bei schmerzhaft erweiterten Venen.	*Hamamelis D6.* 5mal täglich oder D12 3mal täglich eine Gabe.
Leicht blutende Geschwüre. Geringe Urinausscheidung.	*Millefolium als Tee, Urtinktur oder D2.* Mehrmals täglich eine Tasse Tee oder 5mal täglich 5 Tropfen der Urtinktur oder 5mal täglich eine Gabe der D2. Achten Sie

bei Besserung, insbesondere wieder in Gang gekommener Harnausscheidung darauf, ob jetzt nicht ein anderes Mittel besser angezeigt erscheint.

Schlechte Heilungstendenz, alte Geschwüre.

Calendula D4 oder D6. 5mal täglich eine Gabe. Die Heilungstendenz kann auch durch feuchte Umschläge günstig beeinflußt werden: Geben Sie 20 Tropfen *Calendula-Urtinktur* auf 100 ml lauwarmes, zuvor abgekochtes Wasser. Wechseln Sie den Verband 2 – 3mal täglich. Die Geschwürsränder können auch mit *Calendula-Salbe* behandelt werden.

Verdauungsstörungen (Dyspepsie)

(Siehe auch Seite 214, »Magenverstimmung«)

Diese Störungen machen sich im unteren Brustbereich und in der Oberbauchregion mit folgenden Symptomen bemerkbar: Schweregefühl im Magen nach dem Essen; Schwellung der Magengegend; Aufgetriebenheit, Schwellungsgefühl mit oder ohne Blähungen; Aufstoßen von Luft oder Winde mit Rumoren, schmerzhafte oder eingeklemmte Winde; Aufstoßen von flüssigem oder festem Mageninhalt; Sodbrennen, scharfe oder brennende Schmerzen im Oberbauch.

Viele Kombinationen der obengenannten Symptome sind möglich. Die akuten Phasen sind von kurzer Dauer, und die Ursache läßt sich in den meisten Fällen vermeiden, indem man bestimmte Nahrungsmittel aus dem Speiseplan streicht bzw. sich entspanntere und regelmäßigere Eßgewohnheiten aneignet.

Chronische Verdauungsstörungen, die bereits seit Wochen, Monaten oder gar Jahren bestehen, bedürfen einer gründlichen ärztlichen Untersuchung. Es könnte sich auch ein ernsterer Zustand hinter dem Symptomenbild verbergen.

Psychischer Streß ist eine der Hauptursachen für chronische oder immer wiederkehrende Verdauungsstörungen. Auch hier können homöopathische Mittel erfolgreich sein. Auf der einen Seite können psychische Faktoren als solche behandelt werden, auf der anderen Seite sind sie häufig Bestandteile eines umfassenden Konstitutionsbildes und tragen dazu bei, das erforderliche Mittel noch genauer zu bestimmen.

Im allgemeinen werden Sie aber diesen Weg nicht beschreiten, wenn Sie Homöopathie zur Ersten Hilfe einsetzen.

- Es versteht sich von selbst, daß auf Ernährung, notwendige Ruhe und Entspannung vermehrt geachtet werden muß.
- Streßreiche Situationen sind möglichst zu meiden. Wo dies nicht möglich ist, sollte der Mensch lernen, Streß besser zu bewältigen.
- Viele Menschen sind nicht wirklich bereit, ihre eingefahrenen Verhaltensweisen zu ändern. Man darf nicht erwarten, daß homöopathische Mittel allein ausreichen, lebenslang gepflegte schlechte Gewohnheiten auszugleichen.

Die Arzneien sollten beim Auftreten von Verdauungsstörungen frühzeitig eingesetzt werden. Die Häufigkeit der Verabreichung richtet sich nach der Reaktion des Patienten. Bei fortschreitender Besserung vergrößert man die Abstände zwischen den einzelnen Gaben entsprechend.

Die Mittel können auch bei schon länger bestehenden Störungen einige Tage lang zwei- bis dreimal täglich eingenommen werden.

Folgen von Überessen. Reizbarkeit. Gefühl von Schwere und Aufgetriebenheit im Magen. Blähungen und Sodbrennen. Bisweilen Übelkeit und Erbrechen. Zuviel Alkohol.	*Nux vomica D6.* Zwei bis drei Gaben in Abständen von 15 – 30 Minuten.
Starke Blähungen und viel Rumoren im Darm. Fühlt sich unwohl, wenn eine Mahlzeit ausgelassen werden muß oder zu spät kommt. Mag Süßigkeiten gern. Besser nach Aufstoßen.	*Lycopodium D6.* 2 – 3 Gaben in Abständen von 15 – 30 Minuten.
Aufstoßen von Luft, saurer Mundgeschmack. Schmerzen in der Magengrube. Allgemein schlechter nach dem Essen.	*Carbo vegetabilis D6.* 2 – 3 Gaben in Abständen von 15 – 30 Minuten.
Gefühl eines schweren Gewichts im Magen gleich nach dem Essen. Bitterer Mundgeschmack. Übelkeit und Schmerzen, die zum Rücken und zu den Schultern ausstrahlen. Kopfschmerzen.	*Bryonia D6.* 2 – 3 Gaben in Abständen von 15 – 30 Minuten.
Lange Geschichte von Verdauungsstörungen. Saures Aufstoßen. Verstopfung oder übelriechende	*Sulphur D6.* 2 – 3 Gaben in Abständen von 15 – 30 Minuten.

Durchfälle, Rumoren im Darm.
Ißt und trinkt zuviel.

Veränderliche Symptome. Durstlos. Zunge belegt. Übelkeit durch fette, schwere Speisen – verträgt sie allgemein schlecht. Völlegefühl und Aufgetriebenheit zwei Stunden nach dem Essen.

Pulsatilla D6.
2 – 3 Gaben in Abständen von 15 – 30 Minuten.

Dyspepsie bei einem düsteren, krank aussehenden, frösteligen und übergenauen Menschen. Sehr schlechter Appetit. In manchen Fällen auch Durchfall.

Arsenicum album D12.
2 – 3 Gaben in Abständen von 15 – 30 Minuten.

Verstopfung

Eine Verstopfung liegt vor, wenn es zum wiederholten Ausbleiben von regelmäßigem Stuhlgang kommt. Die Stühle können groß und voluminös, weich oder hart sein, oder auch aus kleinen, zusammengepackten Klumpen bestehen. Der wichtigste Faktor ist, daß die Darmentleerungen nicht regelmäßig stattfinden.

Viele Menschen leiden an Verstopfung, weil sie sich angewöhnt haben, den natürlichen Stuhldrang zu ignorieren. Das führt dazu, daß dieser allmählich immer schwächer wird und die Darmentleerungen immer seltener. Der Griff zu Abführmitteln ist keine Lösung, und auch hier bewahrheitet sich der Spruch, daß Vorbeugen besser als Heilen ist.

Wenn Ihre Verstopfung sich im Lauf von einigen Wochen oder Monaten verschlechtert, oder wenn Sie regelmäßig Abführmittel gebrauchen und feststellen, daß Sie davon mehr einnehmen müssen, um die gleiche Wirkung zu erzielen, müssen Sie Ihren Arzt konsultieren. Dies sollten Sie auch tun, wenn die Entleerungen Blut oder Schleim aufweisen oder wenn Hämorrhoiden auftreten oder sich deutlich verschlimmern.

Allgemeine Maßnahmen

- Erhöhen Sie den Ballaststoffgehalt Ihrer Ernährung. Dies geschieht am besten, indem Sie Vollkornbrot und -getreide, aber auch mehr Obst und Gemüse essen. Verzichten Sie auf raffinierte, denaturierte Lebensmittel und sorgen Sie für eine vollwertige Ernährungsweise.
- Gewöhnen Sie sich an, tagsüber mehr zu trinken. Die Gesamtflüssigkeitsmenge für 24 Stunden sollte etwa 1,5 Liter betragen. Wenn Sie aufgrund von heißem Wetter oder körperlicher Anstrengung viel schwitzen, sollten Sie mehr trinken.
- Bestimmen Sie eine Zeit, zu der Sie regelmäßig auf die Toilette gehen.

Innerlich

Weiche, klebrige, ungeformte Stühle. Kein Stuhldrang. Verlust der »Austreibungskraft«. Starkes Pressen erforderlich. Trockene Darmschleimhaut.	*Alumina D6.* Eine Gabe morgens und abends bis zur Besserung.
Stühle bestehen aus kleinen, harten, trockenen Kugeln, die zusammengepreßt sein können. Kein Stuhldrang. Schlechter Appetit.	*Opium D6.* Eine Gabe morgens und abends bis zur Besserung.
Stühle groß, hart und schwer zu entleeren – der Stuhl scheint	*Silicea D6.* Eine Gabe morgens und abends bis

zurückzuschlüpfen. Spasmus des Afterschließmuskels. Verschlimmerung während der Menstruation.	zur Besserung.
Kleine harte, trockene Stühle. Starkes Drängen mit Schmerzen und Brennen. Manchmal Verstopfung mit Durchfall wechselnd. Auffallend übelriechend.	*Sulphur D6.* Eine Gabe morgens und abends bis zur Besserung.
Veränderliche Stühle, kleine Mengen. Häufiger, vergeblicher Stuhldrang mit dem Gefühl, nicht »fertig« zu sein. Unregelmäßige Darmtätigkeit. Früherer Abführmittel-Mißbrauch.	*Nux vomica D6.* Eine Gabe morgens und abends bis zur Besserung

Wurmbefall

Wurminfektionen stellen auch in unseren Breiten noch ein ernstzunehmendes Problem dar, das in letzter Zeit sogar wieder an Bedeutung zunimmt. Betroffen sind vor allem Kinder, im Zuge des weltweiten Massentourismus aber auch immer häufiger Erwachsene.

Ein Befall mit Bandwürmern bleibt häufig symptomlos und damit auch lange Zeit unerkannt. Er kann sich aber auch in Appetitlosigkeit oder vermehrtem Hunger sowie in Verdauungsbeschwerden, Bauchschmerzen und Gewichtsverlust zeigen. Auch nervöse Störungen können auftreten.

Spulwürmer verursachen bei rund der Hälfte ihrer »Wirte« Beschwerden wie Übelkeit, Erbrechen, Durchfall und Leibschmerzen bis hin zu Koliken. Vor allem bei Kindern kann es zu ernsten Mangelerscheinungen kommen, da Spulwürmer dem Darm wichtige Nahrungsbausteine (Aminosäuren) entziehen.

Zu Entwicklungsstörungen und nervösen Erscheinungen führt auch ein Befall mit Madenwürmern. Da die Wurmweibchen ihre Eier in der Aftergegend ablegen, äußert sich diese Infektion auch oft durch quälenden lokalen Juckreiz. Bei Mädchen kann es auch zu vaginalem Ausfluß kommen.

Die drei erwähnten Wurmarten kommen in unseren Regionen am häufigsten vor. Darüber hinaus gibt es noch eine Reihe anderer Darmparasiten, die vor allem in subtropischen und tropischen Gebieten verbreitet sind.

Bei jedem Verdacht auf Wurmbefall sollten Sie einen Arzt aufsuchen, der eine genaue Diagnose durch Stuhl- und andere Untersuchungen stellen wird. Bei entsprechender Vorgeschichte (Auslandsaufenthalt) kann auch die Konsultation eines Tropeninstituts erforderlich sein.

Die modernen Entwurmungsmittel wirken zuverlässig, können jedoch vereinzelt auch unangenehme Nebenwirkungen hervorrufen. Vor erneutem Wurmbefall schützen sie nicht, denn wie bei jeder Infektion ist auch hier eine gewisse individuelle Anfälligkeit von nicht zu unterschätzender Bedeutung. Diese persönliche Disposition kann auf homöopathischem Wege erfolgreich angegangen werden. Auch eine Kombination von schulmedizinischer und homöopathischer Vorgehensweise kann sinnvoll sein, um den Organismus gegen Wurmbefall widerstandsfähiger zu machen.

Meist dunkelhaarige Kinder mit blassem Gesicht und ausgeprägten Ringen unter den Augen. Bläuliche Verfärbung um den Mund. Übellaunig, reizbar. Abneigung gegen Zärtlichkeiten, sogar schon gegen	*Cina D6.* 5mal täglich eine Gabe, oder *D12* 3mal täglich eine Gabe.

bloße Annäherung. Die Kinder wollen andererseits oft gern getragen werden, verlangen Dinge, die sie dann zurückweisen. Aufschreien im Schlaf. Meist dauernder Heißhunger, aber auch Appetitlosigkeit möglich. Krampfneigung. Häufig auffällige »Sucht«, in der Nase zu bohren. Bauchlage im Schlaf. Trübung des Urins beim Stehenlassen. Vor allem Maden- und Spulwürmer.

Meist hellhaarige, blasse Kinder, dünn und entkräftet. Empfindlichkeit gegen Berührung, die Frösteln auslösen kann. Angst vor spitzen Gegenständen aller Art. Übelkeit, kolikartige Schmerzen in der Nabelgegend. Manchmal Stottern, wobei die erste Silbe 3–4mal wiederholt wird. Oft Herzklopfen, Kopfschmerzen über dem linken Auge. Krampfneigung. Vor allem Spulwürmer, auch Madenwürmer.

Spigelia D6. 5mal täglich oder *D12* 3mal täglich eine Gabe. Bei Krämpfen durch Wurmbefall alle 5 Minuten eine Gabe *D6* oder auch 10 Tropfen der *Urtinktur* auf ein Taschentuch träufeln und inhalieren lassen.

Erhebliche Reizzustände im Enddarm. Allgemeine Erregung, Reizbarkeit, Erschöpfung. Extrem mitfühlende, sentimentale Kinder, oft mit Neigung zu Polypen, Rheuma, Schuppenflechte. Viel Schluckauf. Großer Appetit, aber allgemeine Verschlechterung durch Essen. Würmer schon im ersten Lebensjahr. Alle Wurmarten.

Teucrium D6. 5mal täglich oder *D12* 3mal täglich eine Gabe.

Blasses, eingefallenes Gesicht, blaue Augenringe. Allgemeine Schwäche und Schlaffheit, sogar das Sprechen strengt an. Bitterer Mundgeschmack, unangenehmer Mundgeruch. Bauchlage, ein Bein ausgestreckt, das andere hochgezogen. Vor allem Bandwürmer.	*Stannum D6.* 5mal täglich oder *D12* 3mal täglich eine Gabe.
Nervosität, morgendliche Mattigkeit. Zusammenschnürender, brennender oder Splitterschmerz im After. Wundsein, Jucken. Durchfall mit Kolik, manchmal mit Hartleibigkeit wechselnd; grünlichgelb, wie zerhackt. Schwächegefühl im Enddarm, Darmschmerzen. Übersäuerung des Magens. Nasebohren, manchmal Schielen. Ruheloser Schlaf. Alle Wurmarten.	*Natrium phosphoricum D6.* 5mal täglich oder *D12* 3mal täglich eine Gabe.

Geben Sie die Arznei noch einige Tage weiter, nachdem die Würmer abgegangen sind. In Zweifelsfällen oder falls sich trotz sorgfältiger Arzneiwahl innerhalb von ein bis zwei Wochen kein Erfolg einstellt, konsultieren Sie einen erfahrenen homöopathischen Arzt!

Zahnfleischabszeß

Es hat sich ein Abszeß an einem der Zähne gebildet, der Eiter bahnt sich einen Weg nach außen, das Zahnfleisch schwillt ört-

lich an. Suchen Sie Ihren Zahnarzt auf. Dieser wird meist ein Antibiotikum verordnen, bevor er darangeht, den Abszeß zu drainieren.
Ehe es dazu kommt, können Sie sich sehr gut damit behelfen, wenn Sie das passende homöopathische Mittel einnehmen. Sie können es auch einnehmen, wenn ein Antibiotikum verordnet wurde.

Nach dem Eingriff wird Ihr Zahnarzt möglicherweise Mundspülungen empfehlen. Dies ist eine gute einleitende Reinigungsmaßnahme, muß jedoch nur zwei- oder dreimal durchgeführt werden. Verwenden Sie danach eine Mundspülung mit fünf bis zehn Tropfen *Calendula- oder Hypericum-Tinktur* auf ein Glas kaltes, zuvor abgekochtes Wasser.

Je nach Symptomenbild kann auch eines der auf Seite 252 für Zahnschmerzen aufgelisteten Mittel in Frage kommen. Zunächst sind die folgenden Mittel zu beachten:

Örtliche Behandlung

Am Ort der Schwellung einreiben.	*Hypericum-Tinktur.* Alle 2–3 Stunden oder häufiger, falls nötig.

Innerlich

Klopfende, heiße, glänzende Schwellung. Auch mit Unwohlsein und Kopfschmerzen. Meist angezeigt, bevor es zur Eiterbildung kommt.	*Belladonna D6.* Eine Gabe stündlich, bei Besserung seltener.
Im Frühstadium der Schwellung. Eiterung noch nicht reif. Zur	*Hepar sulphuris D6.* Eine Gabe stündlich, bei Besse-

Beschleunigung der Abszeßbildung. — rung seltener.

Absonderung von Eiter. Unwohlsein. Übler Geschmack im Mund. — *Pyrogenium D6.* Eine Gabe alle 2 – 4 Stunden, 3 – 5 Tage lang (bei Besserung seltener).

Zahnschmerzen

Zahnschmerzen können zwar viele Ursachen haben, sind jedoch meist durch schadhafte Zähne bedingt. Ein Zahnarztbesuch ist dann das beste »Heilmittel«. Es gibt viele Arten von Schmerzen und viele andere Faktoren, die zu beachten sind, wie z.B. die Lokalisation der Schmerzen, der Einfluß von heißen oder kalten Speisen und Getränken auf die Schmerzen sowie der Einfluß von Kauen, Druck oder Berührung.

Bei Symptomen wie Klopfschmerz, Schwellung des Zahnfleisches oder des Gesichts, erhöhter Temperatur und allgemeinem Unwohlsein besteht wahrscheinlich eine Infektion. Möglicherweise bildet sich auch ein Abszeß – ein Zahnfleisch-, Zahntaschen- oder Zahnwurzelabszeß (siehe auch den Abschnitt »Zahnfleischabszeß« auf Seite 250).

Die Liste der bei Zahnschmerzen in Frage kommenden homöopathischen Mittel ist wesentlich länger als die hier angeführte, doch wird wahrscheinlich eine dieser Arzneien Ihnen solange helfen, bis der Zahnarzt sich um das Problem kümmern kann.

Denken Sie daran, *Arnica D6* oder *Hypericum D6* vor und nach einer Zahnbehandlung einzusetzen.

Stechende, einschießende Schmerzen. »Neuralgie«. Ausgelöst durch Eis, eisgekühlte Getränke oder sehr kalten Wind. — *Aconitum D6.* 6 – 8 Gaben in Abständen von 15 Minuten.

Zähne sind außerordentlich berührungsempfindlich und fühlen sich lang an. Starker Speichelfluß.	*Plantago D6.* 6–8 Gaben in Abständen von 15 Minuten.
Schmerzhafte örtliche Schwellung in der Nähe des betroffenen Zahns. Stechende Schmerzen, die zum Ohr ausstrahlen. Zähne empfindlich, fühlen sich locker an. Durst und starker Speichelfluß. Oft Mundgeruch.	*Mercurius solubilis D12.* 6–8 Gaben in Abständen von 15 Minuten.
Zahnfleischabszeß mit örtlichen klopfenden Schmerzen und starker Schwellung des Gesichts und Mundes.	*Apis mellifica D6.* Eine Gabe stündlich, bei Bedarf häufiger.
Offensichtliche Zahnschäden, jedoch kein Abszeß. Übelriechender Atem und bitterer Mundgeschmack.	*Kreosotum D6.* Stündlich eine Gabe.
Ziehende reißende Schmerzen. Zähne sehr empfindlich gegen Berührung oder kalte Luft. Schlechter nachts und nach dem Essen. In manchen Fällen Wange geschwollen und rot. Patient reizbar und ärgerlich.	*Staphisagria D6.* 6–8 Gaben in Abständen von 15 Minuten.
»Kann die Schmerzen nicht ertragen«. Reizbar, verdrießlich und unruhig bei starken Schmerzen. Schlechter nachts, durch warme Speisen oder Getränke.	*Chamomilla D6.* 6–8 Gaben in Abständen von 15 Minuten.

Kleine Arzneimittellehre

In diesem Buch wurden bisher Krankheiten oder Verletzungen zusammen mit den verschiedenen Symptomengruppen beschrieben, die den Hinweis liefern, welche homöopathischen Mittel für die individuelle Behandlung des Patienten in Frage kommen.

Auf den folgenden Seiten finden Sie eine Zusammenstellung homöopathischer Arzneien mit einer Kurzbeschreibung der Symptome, bei denen das jeweilige Mittel angezeigt sein kann. Jede Mittelbeschreibung gibt auch jene leichteren Beschwerden an, die mit guter Erfolgsaussicht zu Hause behandelt werden können. Gleichzeitig werden die »Eigenschaften« der Mittel kurz beschrieben.

Diese »Eigenschaften« oder »charakteristischen Merkmale« eines Mittels beziehen sich auf körperliche und emotionale Symptome, die im Leben eines Menschen immer wiederkehren sowie auf besondere äußere und seelische Faktoren, die einen positiven oder negativen Einfluß auf das individuelle Wohlbefinden haben. Die Arznei, deren Symptomenbild mit dem Symptomenbild des Individuums übereinstimmt, wird für den betreffenden Menschen besonders wertvoll sein. Ein solches Mittel hat einen direkten Bezug zur gesamten Verfassung des Individuums und wird daher auch als »Konstitutionsmittel« bezeichnet.

Die folgenden kurzen Mittelbilder sind nur schematische, umrißhafte Beschreibungen einiger wichtiger Arzneien, die für das Anliegen dieses Buches ausreichen: Die Selbstbehandlung im Rahmen der Ersten Hilfe.

Wenn Sie mehr über Homöopathie wissen möchten, beachten Sie bitte die Liste der weiterführenden Literatur auf Seite 278.

Aconitum

Schock – Pseudo-Krupp – nach Schreck – Fieber – Unfälle – Verkühlung.
Am Anfang einer Erkältung, Entzündung, eines Fiebers. Besonders bei Personen, die ängstlich, unruhig und durstig sind. Nach starker Verkühlung, kaltem, trockenem Wind.
Bei Notfällen wie Unfällen, Tierbissen und Insektenstichen, Asthma oder Blutungen, besonders wenn mit Angst, Herzklopfen, Atemnot, Zittern und Taubheitsgefühl oder »Ameisenlaufen« an Gesicht oder Fingern verknüpft.
Im Liegen rot, beim Aufrichten blaß.

Antimonium crudum

Magenverstimmung.
Appetitlosigkeit mit Aufstoßen, aufgetriebenem Magen, dickem, weißem Zungenbelag und rissigen Mundwinkeln. Deprimiert und reizbar.
Baby erbricht die Nahrung.
Kopfschmerzen mit Übelkeit. Durch zähflüssigen Katarrh, zuviel Alkohol oder Baden verursacht. Besserung durch saure Getränke oder Essiggurken.

Antimonium tartaricum

Husten.
Keuchender, rasselnder Husten, Auswurf schwer hochzubringen.
Atemnot, Patient schnappt nach Luft, muß sich aufsetzen, um Erleichterung zu erlangen. Blasses Gesicht, Schwäche, feuchtkalte Haut.

Arnica

Verletzungen: Prellungen, Verstauchungen, Gehirnerschütterung, Unfälle, Operationen.
Muskelschmerzen nach Überanstrengung bei Arbeit oder Sport. Vor und nach Zahnoperationen. Übermüdung. Geben Sie bei Schock zuerst Aconitum.

Arsenicum album

Erbrechen und Durchfall – Lebensmittelvergiftung – Magengrippe.
Besonders bei gleichzeitigem Erbrechen und Durchfall.
Sehr fröstelig. Angst, Unruhe und Schwäche. Brennende Magenschmerzen. Durst, Verlangen nach warmen Getränken. Übelkeit durch Speisengeruch. Extrem ordnungsliebende, übergenaue Menschen.

Belladonna

Hohes Fieber – Halsschmerzen – Sonnenstich – Kopfschmerzen – Ohrenschmerzen – Furunkel.
»Glühende« rote Wangen. Augen weit geöffnet, Pupillen erweitert. Erregt, bisweilen delirant. Klopfende Schmerzen, schlechter durch Erschütterung. Sehr heiße, meist trockene Haut. Scharlachfarbener Ausschlag. Fortgeschritteneres Stadium von Entzündungen (nach Aconitum). Sonst freundliche Kinder unleidlich, wütend bei Krankheit.

Bryonia

Schmerzen – berstende Kopfschmerzen – Arthritis – Rippenfellentzündung.
Schmerzen schlimmer durch Bewegung, beim Atmen, durch Wärme. Besser durch Ruhigliegen, Druck, Abkühlung. Großer Durst auf kalte Getränke. Oft reizbar, verdrießlich.

Calcium carbonicum

Kleinkinder – Überanstrengung – Ängstlichkeit.
Ernährungsstörungen, Zahnungsbeschwerden. Säuerlich riechender Schweiß an Kopf und Nacken, vor allem im Schlaf. Allgemein viel Schweiß, auch schon bei geringer Anstrengung. Neigung zu geistiger Überlastung. Gelenke leicht überbeansprucht.
Furcht vor Unglück, ansteckenden Krankheiten, Insekten, Dunkelheit. Befürchtet, daß man ihm etwas anmerken könnte. Eigensinnig. Verlangen nach Gebäck, Süßigkeiten, Eiern. Meist wohlbeleibt, etwas träge. Heller Erscheinungstyp, rosige Kinder.

Camphora

Frösteln.
Fühlt sich besser durch Wärme. Bei den ersten Zeichen einer Grippe mit Frösteln und Niesen. Durchfall nach Verkühlung. Gefühl von starker Kälte.
Vorsicht! Kampfer und kampferhaltige Mittel sind stets gesondert von homöopathischen Arzneien aufzubewahren, da sie diese unwirksam machen können.

Cantharis

Blasenentzündungen – Verbrennungen und Verbrühungen – Hautblasen – Mückenstiche.
Brennender, bisweilen bluthaltiger Urin, der tropfenweise entleert wird. Schmerzen vor, während und nach dem Wasserlassen. Schmerzhafter Harndrang. Häufiges Wasserlassen. Schmerzen nach Hitzeeinwirkung werden durch kalte Anwendungen gebessert.

Carbo vegetabilis

Winde – Blähungen – Kollaps.
Magen aufgetrieben, Aufstoßen von Luft. Besserung durch Aufsitzen und Lockerung der Kleider. Allgemeiner Kollaps mit blasser oder bläulicher Haut. Pulslosigkeit. Kältegefühl, kalter Schweiß. Keucht nach frischer Luft, fühlt sich besser, wenn Luft zugefächelt und der Kopf hochgelagert wird.

Chamomilla

Unerträgliche Schmerzen.
Das Kind ist außer sich bei *Ohrenschmerzen, Zahnschmerzen,* während der *Zahnung,* bei einer *Kolik.* Kinder oft durch Hochnehmen und Umhertragen beruhigt, bleiben aber manchmal schwierig, reizbar und zornig. Bisweilen *eine* Wange rot und heiß.
Allgemein schlechter durch Wutanfälle. Kolik mit grünem Durchfall. Sehr übelriechender, durchfälliger Stuhl, sieht aus wie gehackte Eier.

Colocynthis

Kolik – neuralgische Schmerzen – kneifende, kolikartige Schmerzen.
Koliken bei Säuglingen. Bauchkoliken gebessert durch Zusammenkrümmen, starken Druck oder heiße Wärmflasche.
Kneifende Schmerzen mit Aufgetriebenheit, Blähungen, Aufstoßen, Erbrechen. Kolik oder Neuralgie durch Zorn, Verärgerung, Aufregung.

Euphrasia

Heuschnupfen – Masern.
Masern: Frühstadium mit starkem, brennendem Tränenfluß, Lichtempfindlichkeit, klopfenden Kopfschmerzen. Niesen, Fließschnupfen, Husten.
Heuschnupfen mit ähnlichen Symptomen. Schlechter in geschlossenen Räumen, abends oder bei warmer Witterung.

Gelsemium

Grippe – Kopfschmerzen – Angst und Unruhe – Halsschmerzen.
Grippe mit Müdigkeit, starker Benommenheit, Schwäche. Rückenschmerzen und Frösteln am Rücken. Schmerzende, zitternde Glieder. »Dicker Kopf« – Hinterkopf- und Nackenschmerzen, schwere Augenlider. Niesen, Fließschnupfen, Halsschmerzen und Schmerzen beim Schlucken. Kein Durst.
Angst, besonders vor einem Ereignis oder einer schwierigen Situation.

Hepar sulphuris

Furunkel – Abszesse – Eiterungen – Mandelentzündungen – Husten.
Mandelentzündungen mit Splitterschmerzen (zuweilen bis zum Ohr ausstrahlend). Trockener und tiefsitzender Husten mit Engegefühl in der Brust, oder Husten mit keuchender Atmung und groben Rasselgeräuschen. Patienten oft reizbar, überempfindlich, mürrisch, ungestüm – fühlen sich meist bei warmer, feuchter Witterung besser. Beschwerden schlimmer durch Berührung oder kalten Luftzug.

Hypericum

Wunden oder Operationen – schmerzhafte Nervenverletzungen.
Alle Arten von Verletzungen nervenreichen Gewebes mit starken Schmerzen und großer Empfindlichkeit (Finger, Zehen, Nägel, Lippen, Zahnfleisch, Zähne). Vor und nach Zahnbehandlungen und chirurgischen Eingriffen.

Ignatia

Psychosomatische Beschwerden.
Folgen von frischem Kummer, von Kränkung und Enttäuschung. Still verzagt oder auch übertriebene Reaktionen, viel Seufzen und Jammern. Wechselhafte, widersprüchliche Beschwerden und Verhaltensweisen.

Ipecacuanha

Übelkeit – Husten.
Anhaltende Übelkeit ohne Besserung durch Erbrechen. Saubere Zunge und starker Speichelfluß. Husten mit Blutandrang in der Brust und keuchender Atmung, Brechreiz. Nasenbluten und andere Blutungen verbunden mit Übelkeit.

Lachesis

Frauenkrankheiten – venöse Stauungen – Ischias – Entzündung.
Menstruationsbeschwerden besser beim Einsetzen der Regel. Beschwerden in Schwangerschaft und Klimakterium. Krampfadern entzündet, sehr berührungsempfindlich. Bläuliche Verfärbung bei Entzündungen aller Art. Ischiasschmerzen rechts bis zum Knie.
Allgemein überwiegend linksseitige Beschwerden. Verschlechterung morgens. Erträgt keine enganliegende Kleidung an Hals und Brust. Großer Redefluß, springt von einem Thema zum anderen. Grundlose Eifersucht.

Lycopodium

Magendarmbeschwerden – Steinleiden – Hämorrhoiden.
Völlegefühl schon nach wenigen Bissen oder beim Essen zunehmender Appetit. Viel Rumoren im Bauch, starke Blähung, durch Aufstoßen besser. Neigung zu Gallen- und Nierensteinen, Kolik. Roter Sand im Urin. Krampfadern. Hämorrhoiden durch Leberstörung. Vorzeitiger Haarausfall. Oft vorgealtertes Aussehen. Meist rechtsseitige Beschwerden.
Verlangen nach Süßigkeiten. Blähende Speisen unverträglich. Selbstunsichere Personen mit forschem, oft »herrischem« Auftreten. Angst vor Menschen, bei Beengung, vor Unternehmungen.

Mercurius solubilis

Fieberhafte Erkältungen – Geschwürbildung in Mund und Hals.
Fühlt sich fröstelig im Kühlen, jedoch zu heiß in der Wärme. Stark vermehrter Speichelfluß, aber großer Durst. Reichlicher gelber, grüner Katarrh. Hartnäckiger Durchfall mit schmerzhaftem Drängen, Abgang von Schleim und manchmal auch Blut.
Übler Geruch von Schweiß, Atem oder Schleim. Allgemeine Schwäche und Zittern. Oft schlechter nachts.

Natrium muriaticum

Niesen – Erkältungen – Lippenherpes – Depression.
Reichlicher, wäßriger Katarrh mit Niesen. Allgemein fröstelig, doch schlechter in einem warmen Raum. Fettige Gesichtshaut. Großer Durst. Verlangen nach Salz, Fisch, Bitterem. Müde, reizbar.
Folgen von Kummer, dessen Ursache oft lange zurückliegt. Verträgt keinen Trost, kann nicht in Gegenwart anderer weinen. Mitfühlend und hilfsbereit, aber innerlich verbittert und erstarrt, unglücklich. Kommt von der Vergangenheit nicht los, sorgt sich um die Zukunft.

Nux vomica

Verdorbener Magen – Verdauungsstörungen – Grippe – Kopfschmerzen.
Verdauungsstörungen nach Überessen oder übermäßigem Alkoholgenuß. Aufstoßen von bitterer Flüssigkeit. Aufgetriebenheit, Schweregefühl Stunden nach dem Essen wie von einem Stein. Katermittel. Übelkeit, Verstopfung oder häufiger, vergeblicher Stuhldrang. Juckende Hämorrhoiden.
Erkältung mit trockener, verstopfter Nase. Schlechter an der frischen Luft. Besser im warmen Raum. Grippe mit starkem Fröstelgefühl.
Sehr reizbar und empfindlich; tadelsüchtig. Überarbeitete, geschäftige und gehetzte Menschen mit Neigung zu Genußmittelmißbrauch. Meist dunkle Haare und Augen.

Phosphorus

Kehlkopfentzündung – wiederholtes Erbrechen – Blutungen – Erschöpfung.
Nasenbluten, hellrote Blutungen z.B. nach Zahnextraktionen. Heiserkeit oder Stimmlosigkeit, Sprechen schmerzhaft, Engegefühl in der Brust. Husten trocken, kitzelnd, quälend, schlechter beim Gehen in kalter Luft. Gastritis – Verlangen nach kalten oder stark gewürzten Sachen, Fisch, Salz.
Meist hellhäutig, blond. Gesellige, mitfühlende Menschen, sehr hilfsbereit. Erschöpft nach zu starker geistiger oder emotionaler Verausgabung.

Pulsatilla

Katarrh – Masern – Verdauungsstörungen.
Gelb-grüne, milde, rahmige Absonderungen aus Augen und Nase. Verlust des Geruchssinns. Trockener Mund, jedoch kein Durst. Lockerer Husten. Schlechter in einem warmen Raum.
Katarrhalisches Stadium der Masern mit grünlich-gelbem Nasenschleim.
Verdauungsbeschwerden nach fettigen, öligen, schweren Speisen.
Fühlt sich im allgemeinen wesentlich wohler an der frischen Luft.
Meist rechtsseitige Beschwerden. Launisch, leicht zu Tränen gerührt, anhänglich, braucht viel Zuwendung. Oft wechselndes, widersprüchliches Beschwerdebild. Meist eher rundlich, hellhaarig, blauäugig.

Rhus toxicodendron

Arthritis – Fibrositis – Rheumatismus –Gürtelrose – Verstauchungen.
Schmerzen und Steifheit schlimmer bei kalter, feuchter Witterung, durch kalte Luft, nach Ruhe, beim Aufstehen vom Stuhl oder aus dem Bett. Schlimmer am Anfang der Bewegung – fortgesetzte Bewegung bessert.
Grippe mit rheumaartigen Schmerzen, Steifheit und trockenem Husten. Juckreiz, schmerzhafte Bläschen und Hautausschläge. Mundgeschwüre und Lippenherpes. Herpes zoster (Gürtelrose) mit durch Bewegung und Wärme gebesserten Schmerzen. Oft große Ruhelosigkeit, vor allem nachts.

Sepia

Frauenkrankheiten – Erschöpfung – Schwäche – Ischias.
Schmerzen und starkes Schweregefühl im Unterleib bei der Menstruation. Beschwerden in der Schwangerschaft, in den Wechseljahren, erschöpfte Mütter. Rechtsseitige Ischiasschmerzen. Schwaches Bindegewebe. Starkes Verlangen nach Essig und anderen sauren Nahrungsmitteln. Beschwerden allgemein meist links.
Krittelig, reizbar, müde, traurig. Oft fahlgelbes, vorgealtertes Aussehen, dunkle Hautflecken. Meist dunkelhaarig.

Sulphur

Hautausschläge.
Brennende, juckende Hautausschläge, Ekzeme. Schlechter durch Bettwärme, durch Kratzen, Baden und Kleidung. »Vernachlässigte« Hauterkrankungen, Furunkel, immer wieder auftretende Gerstenkörner, Hämorrhoiden – brennende Schmerzen. Morgendlicher Durchfall, meist übelriechende Stühle.
Allgemein viel Hitze und Brennen. Röte der Körperöffnungen. Linksseitige Beschwerden.
Unordentlich, Abneigung gegen Waschen. Verlangen nach Süßigkeiten. Oft sehr selbstbewußte, zum Theoretisieren neigende Personen. Meist heller, rötlicher Erscheinungstyp.

Die Hausapotheke

Als »Arzneischrank« für homöopathische Mittel kann ein einfacher Behälter z.B. eine Schachtel oder Dose dienen. Im Gegensatz zu den allopathischen Medikamenten sind homöopathische Arzneien bei richtiger Aufbewahrung fast unbegrenzt haltbar.

Es ist nützlich, den Namen und die Potenz des Mittels auf ein kleines rundes Etikett oben auf dem Verschluß anzubringen. Praktisch ist es auch, eine Karte mit einer alphabetischen Auflistung der Mittel an der Innenseite des Deckels anzubringen.

Im folgenden finden Sie eine Liste von Mitteln für eine einfache Hausapotheke sowie eine erweiterte Liste. Wenn Sie sich selbst und Ihre Familie behandeln, bleiben im Lauf der Zeit angebrochene Flaschen homöopathischer Mittel übrig. Heben Sie diese gut auf, denn auf diese Weise vergrößert sich Ihre Hausapotheke allmählich. Sie haben dann die Mittel zur Hand, die Sie für die häufiger auftretenden Gesundheitsstörungen benötigen.

Komplette Haus- oder Taschenapotheken verschiedener Größe kann man über Apotheken beziehen.

Vorschlag für eine homöopathische Hausapotheke

Aconitum
Arnica
Arsenicum album
Belladonna
Bryonia
Calcium carbonicum
Chamomilla
Hepar sulphuris
Ignatia
Lachesis
Lycopodium
Mercurius solubilis
Natrium muriaticum
Nux vomica
Phosphorus
Pulsatilla
Sepia
Sulphur

Erweiterte homöopathische Hausapotheke

Acidum phosphoricum
Allium cepa
Antimonium crudum
Antimonium tartaricum
Apis mellifica
Argentum nitricum
Barium carbonicum
Calendula
Cantharis
Carbo vegetabilis
Causticum
China
Cocculus
Coffea
Colocynthis
Drosera
Dulcamara
Euphrasia
Ferrum phosphoricum
Gelsemium
Graphites
Hamamelis
Hypericum
Kalium bichromicum
Kalium carbonicum
Ledum
Phytolacca
Rhus toxicodendron
Silicea
Spongia
Staphisagria
Urtica urens

Reiseapotheke

Aconitum
Apis mellifica
Arnica
Arsenicum album
Belladonna
Calendula
Cantharis
Carbo vegetabilis
Cocculus
Glonoinum
Nux vomica
Silicea

Nehmen Sie außerdem diejenigen Mittel mit, die Sie erfahrungsgemäß in Ihrer Familie häufiger brauchen.

Einige homöopathische Salben und ihre Anwendung

Aesculus	geschwollene, vorgefallene Hämorrhoiden.
Arnica	Prellungen (nur bei intakter Hautoberfläche).
Calendula	Schnitt- und Schürfwunden. Antiseptische Wirkung; fördert den Heilungsvorgang.
Graphites	Hauterkrankungen, besonders bei Rissen und Aussickern einer klaren Flüssigkeit.
Halicar®	Allergien, Juckreiz.
Hamamelis	Prellungen mit Hautverletzungen, blutende Hämorrhoiden.
Hypericum	Verletzungen von nervenreichem Gewebe (z.B. eingeklemmte Finger), wundgelegene Stellen. Verwendung als Johanniskrautöl.
Paeonia	unerträglicher Juckreiz: Hämorrhoiden und Anus, Genitalgegend, Haut.
Rhus toxicodendron	Steifheit der Gelenke bei kalter, feuchter Witterung.
Ruta	Verstauchungen und Zerrungen.
Tamus	Frostbeulen.
Urtica urens	Verbrennungen und Sonnenbrand, Ekzeme mit stechenden Schmerzen, Juckreiz in der Genitalregion, Nesselsucht (Urticaria).

Tinkturen

Arnica	bei Prellungen.
Calendula	bei Hautschürfungen und Wunden.
Urtica urens	bei Verbrennungen oder Juckreiz.

Der Erste-Hilfe-Kasten

Es ist sinnvoll, alle Dinge, die Sie für die Erste Hilfe brauchen, in einem entsprechend gekennzeichneten Kasten aufzubewahren, der stets am gleichen Ort zu finden ist. Der Inhalt eines solchen Kastens variiert je nach persönlicher Auswahl, doch kann die folgende Liste als Richtlinie für den Anfang dienen.

- Wundpflaster, verschiedene Größen.
- Heftpflaster, eine Rolle. (Bedenken Sie, daß manche Menschen auf bestimmte Arten von Heftpflaster allergisch sind.)
- Watte, eine kleine, sterile Packung.
- Wundverband, steril und ohne Zusätze. Klein, mittel und groß, von jeder Größe je zwei Verbände.
- Verbandmull, steril und ohne Zusätze.
- Augenverband, steril und mit Bändern.
- Elastischer Verband, 5 cm breit.
- Eine kleine Schere mit abgerundeten Spitzen.
- Pinzette zum Anbringen von Verbänden.

Homöopathische Organisationen

Deutschland
Deutscher Zentralverein homöopathischer Ärzte e.V.
Dr. Sieglinde Schulz
Lange Straße 47
37181 Hardegsen

Bundesverband Patienten für Homöopathie (BPH)
Lange Straße 47
37181 Hardegsen
Telefon: 0 55 05/10 70
Telefax: 0 55 05/20 31

Arbeitsgemeinschaft klassisch
homöopathisch behandelnder Ärzte e.V.
Hahnemann Gesellschaft
Dr. Georg Lück
Luegallee 7
40545 Düsseldorf

Österreich
Ärztegesellschaft für Klassische Homöopathie
Dr. med. univ. Dietmar Payrhuber
Griesgasse 2
A-5020 Salzburg

Österreichische Gesellschaft für homöopathische Medizin
Tel. 02 22/5 26 75 75

Schweiz
Schweizerischer homöopathischer Verband
Sekretär: Josef Borzykowski
Ch. de Planta 45
CH-1223 Cologny

Wichtige Telefonnummern

Hausarzt:

Homöopathischer Arzt:

Frauenarzt:

Hebamme:

Kinderarzt:

Zahnarzt:

Ärztlicher Bereitschaftsdienst:

Notarzt:

Krankenhaus:

Homöopathische Apotheke:

Informationszentren für Vergiftungsfälle

In folgenden Krankenanstalten und Kliniken bestehen offizielle Informationszentren für Vergiftungsfälle. Diese Zentren geben Tag und Nacht telefonisch Auskunft. Ihnen liegt die vom Bundesgesundheitsamt zusammengestellte Informationskartei über toxische Stoffe vor, die in Haushalts-, Pflanzenschutz- und Schädlingsbekämpfungsmitteln enthalten sind.

Zentren mit 24-Stunden-Dienst

Berlin
Universitätsklinikum Rudolf Virchow
Standort Charlottenburg
Reanimationszentrum
Spandauer Damm 130
14050 Berlin

Telefon 0 30/30 35-34 66/
30 35-22 15/
30 35-34 36
Zentrale 30 35-0

Beratungsstelle für Vergiftungserscheinungen und Embryonaltoxikologie
Pulsstraße 3 – 7
14059 Berlin

Telefon 0 30/3 02 30 22
Telefax 0 30/34 30 70 21

Institut für Arzneimittelwesen (IFAR) – Zentraler Toxikologischer Auskunftsdienst
Große Seestraße 4
13086 Berlin

Telefon 0 30/9 66 94 18/
9 65 33 53

Bonn
Informationszentrale gegen Vergiftungen
Universitätskinderklinik und Poliklinik
Adenauerallee 119
53113 Bonn

Telefon 02 28/2 87 32 11/
2 87 33 33
Telefax 02 28/2 87 33 14

Braunschweig
Städtisches Klinikum
Medizinische Klinik II
Salzdahlumer Straße 90
38124 Braunschweig

Telefon 05 31/6 22 90

Bremen
Kliniken der Freien Hansestadt Bremen
Zentralkrankenhaus
Klinikum für Innere Medizin – Intensivstation
St.-Jürgen-Straße
28205 Bremen

Telefon 04 21/4 97 52 68/
4 97 36 88

Erfurt
Giftnotruf Erfurt
Gemeinsames Giftinformationszentrum der Länder Mecklenburg-Vorpommern, Sachsen, Sachsen-Anhalt und Thüringen
Nordhäuser Straße 74
99089 Erfurt

Telefon 03 61/73 07 30
Zentrale 7 30 73 11
Telefax 03 61/7 30 73 17

Freiburg
Informationszentrale für Vergiftungen
Universitäts-Kinderklinik
Mathildenstraße 1
79106 Freiburg

Telefon 07 61/2 70 43 61
Pforte 2 70 43 00/01
Telefax 07 61/2 70 44 57

Göttingen
Universitäts-Kinderklinik und -Poliklinik
Zentrum 12
Robert-Koch-Straße 40
37075 Göttingen

Telefon 05 51/1 92 40
39 20 32
Zentrale 3 90
Telefax 05 51/39 62 52

Hamburg
Giftinformationszentrale Hamburg
I. Med. Abteilung
Allgemeines Krankenhaus Barmbek
Rübenkamp 148
22307 Hamburg

Telefon 0 40/63 85-33 45/
33 46
Zentrale 63 85-1
Telefax 0 40/63 85-21 73

Homburg/Saar
Beratungsstelle für Vergiftungsfälle im Kindesalter
Universitätskinderklinik im Landeskrankenhaus
66424 Homburg/Saar

Telefon 0 68 41/16 22 57/
16 28 46
Zentrale 1 60

Kassel
Untersuchungs- u. Beratungsstelle
für Vergiftungen
Labor Dres. med. M. Hess,
G. Schonard, K. Kruse
Karthäuserstraße 3
34117 Kassel

Telefon 05 61/91 88-3 20
Telefax 05 61/91 88-2 99

Kiel
Zentralstelle zur Beratung bei
Vergiftungsfällen
I. Medizinische Universitätsklinik
Schittenhelmstraße 12
24105 Kiel

Telefon 04 31/5 97 42 68
Zentrale 59 70
Telefax 04 31/5 97 13 02

Koblenz
Städtisches Krankenhaus Kemperhof
Intensivstation der I. Medizinischen
Klinik
Entgiftungszentrale
Koblenzer Straße 115 – 155
56073 Koblenz

Telefon 02 61/4 99 21 11

Leipzig
Toxikologischer Auskunftsdienst
Härtelstraße 16 – 18
04107 Leipzig

Telefon 03 41/9 72 46 66

Ludwigshafen/Rh.
Vergiftungsinformationszentrale
Medizinische Klinik C,
Klinikum der Stadt Ludwigshafen
am Rhein
Bremserstraße 79
67063 Ludwigshafen/Rh.

Telefon 06 21/5 03-4 31
Zentrale 5 03-0

Mainz
Klinische Toxikologie – Gift-
information
II. Medizinische Klinik und
Poliklinik
Johannes-Gutenberg-Universität
Langenbeckstraße 1
55131 Mainz

Telefon 0 61 31/23 24 66
Zentrale 1 71

Mönchengladbach
Toxikologische Untersuchungsstelle
Gemeinschaftspraxis für Labor-
medizin
Dr. rer. nat. Th. Stein,
Dr. med. H. Kehren,
Dr. med. B. Beckers,
Dr. rer. nat. Dr. med. D. Siepen,
Prof. Dr. med. W. Storch
Wallstraße 10
41061 Mönchengladbach

Telefon 0 21 61/8 19 40
Telefax 0 21 61/81 94 50

München
Giftnotruf München
(Toxikologische Abteilung der
II. Medizinischen Klinik rechts der
Isar der TU)
Ismaninger Straße 22
81675 München

Telefon 0 89/41 40-22 11
Telefax 0 89/41 40-24 67

Münster
Behandlungsstelle für Vergiftungserscheinungen
(kein 24-Stunden-Dienst,
Anfragen werden weitergeleitet)
Medizinische Univ.-Klinik B
Albert-Schweitzer-Straße 33
48129 Münster

Telefon 02 51/83 62 45/
83 61 88
Zentrale 8 31

Nürnberg
2. Medizinische Klinik
Klinik Nürnberg
Toxikologische Intensivstation
Giftinformationszentrale
Flurstraße 17
90419 Nürnberg

Telefon 09 11/3 98 24 51
Zentrale 39 80
Telefax 09 11/3 98 24 51

Papenburg/Ems
Marienhospital-Kinderklinik
Hauptkanal rechts 75
26871 Papenburg/Ems

Telefon 0 49 61/83-3 01
Zentrale 83-9

Mobile Gegengift-Depots

Deutschland

München
Toxikologische Abteilung der
II. Medizinischen Klinik
rechts der Isar der TU
Ismaninger Straße 22
81675 München

Telefon 0 89/41 40 22 11
oder über Berufsfeuerwehr München
(innerhalb des Ortsnetzes): 1 12
Telex 52 44 04 klire d
Telefax 0 89/41 40-24 67

Oberhausen
Berufsfeuerwehr
Brücktorstraße 30
46047 Oberhausen

Telefon 02 08/85 85-1
oder Notruf
(innerhalb des Ortsnetztes) 1 12

Schwandorf
Freiw. Feuerwehr
Eltmannsdorfer Straße 30a
92424 Schwandorf

Telefon 0 94 31/44 40

Österreich

Wien
I. Med. Universitätsklinik
Spitalgasse 23
A-1090 Wien

Telefon 02 22/4 04 00/22 22
Notruf 02 22/43 43 43
Sprachen: Deutsch
Englisch
(Französisch)

Schweiz

Zürich
Schweizerisches Toxikologisches
Informationszentrum
Klosbachstraße 107
CH-8030 Zürich

Telefon 01/2 51 51 51
(0) 1/2 51 66 66
Sprachen: Französisch
Englisch
Deutsch
(Italienisch)

Arzneimittelverzeichnis

Acidum butyricum	Acidum butyricum	Buttersäure
Acidum nitr.	Acidum nitricum	Salpetersäure
Acidum oxalicum	Acidum oxalicum	Oxalsäure
Acidum phosph.	Acidum phosphoricum	Phosphorsäure
Acidum picrinicum	Acidum picrinicum	Pikrinsäure
Acidum sulf.	Acidum sulfuricum	Schwefelige Säure
Aconitum	Aconitum napellus	Blauer Eisenhut
Aesculus	Aesculus hippocastanum	Roßkastanie
Aethusa	Aethusa cynapium	Hundspetersilie
Agaricus	Agaricus muscarius	Fliegenpilz
Ailanthus glandulosa	Ailanthus glandulosa	Chinesischer Sumach
Allium cepa	Allium cepa	Küchenzwiebel
Aloe	Aloe socotrina	Aloe
Alumina	Aluminium	Tonerde
Ambra	Ambra grisea	Pottwal-Ausscheidungsprodukt
Ammon. mur.	Ammonium muriaticum	Salzsaures Ammonium
Antimon. crud.	Antimonium crudum	Grauspießglanzerz
Antimon. tart.	Antimonium tartaricum	Brechweinstein
Apis mellifica	Apis mellifica	Honigbiene
Argentum metallicum	Argentum metallicum	Metallisches Silber
Argentum nit.	Argentum nitricum	Silbernitrat
Arnica	Arnica montana	Berg-Wohlverleih
Arsenicum alb.	Arsenicum album	Arsenige Säure
Arum triphyll.	Arum triphyllum	Zehrwurzel
Arundo	Arundo mauritanica	Wasserrohr
Baptisia	Baptisia tinctoria	Wilder Indigo
Barium carb.	Barium carbonicum	Bariumcarbonat
Belladonna	Atropa belladonna	Tollkirsche
Borax	Borax	Natriumtetraborat
Bromium	Bromium	Brom
Bryonia	Bryonia alba	Zaunrübe
Calcium carbonicum	Calcium carbonicum	Austernschalenkalk
Calcium phosphoricum	Calcium phosphoricum	Calciumphosphat
Calendula	Calendula officinalis	Ringelblume
Camphora	Camphora Rubini	Kampfer
Cantharis	Lytta vesicatoria	Spanische Fliege
Capsicum	Capsicum anni	Spanischer Pfeffer
Carbo vegetabilis	Carbo vegetabilis	Holzkohle

Caulophyllum	Caulophyllum thalictro-ides	Blauer Hahnenfuß
Causticum	Causticum Hahnemanni	Ätzkalk
Chamomilla	Matricaria chamomilla	Echte Kamille
China	Cinchona officinalis	Chinarindenbaum
Cicuta	Cicuta virosa	Wasserschierling
Cimicifuga	Cimicifuga racemosa	Wanzenkraut
Cina	Artemisia cina	Zitwer-/Wurmsamen
Cinnabaris	Mercurius sulphuratus ruber	Zinnober
Cinnamonum	Cinnamonum ceylanicum	Ceylonzimt
Cocculus	Anamirta cocculus	Kockelskörner
Coffea	Coffea arabica	Kaffeestrauch
Colchicum	Colchicum autumnale	Herbstzeitlose
Colocynthis	Citrullus colocynthis	Koloquinte
Conium	Conium maculatum	Gefleckter Schierling
Crotalus	Crotalus horridus	Klapperschlange
Croton	Croton tiglium	Purgierkörner
Cuprum	Cuprum metallicum	Metallisches Kupfer
Drosera	Drosera rotundifolia	Sonnentau
Dulcamara	Solanum dulcamara	Bittersüß
Equisetum	Equisetum arvense	Zinnkraut
Eupatorium perfoliatum	Eupatorium perfoliatum	Wasserhanf
Euphrasia	Euphrasia officinalis	Augentrost
Ferrum metallicum	Ferrum metallicum	Metallisches Eisen
Ferrum phosphoricum	Ferrum phosphoricum	Eisenphosphat
Gelsemium	Gelsemium sempervirens	Wilder Jasmin
Glonoinum	Glyceroltrinitrat	Nitroglycerin
Gnaphalium	Gnaphalium poly-cephalum	Ruhrkraut
Graphites	Carbo mineralis	Graphit
Guajacum	Guajacum officinalis	Guajakharz
Hamamelis	Hamamelis virginica	Virginischer Zauber-strauch
Helleborus	Hellborus niger	Schwarzer Nieswurz
Helonias	Chamaelirium luteum	Falsches Einkorn
Hepar sulphuris	Hepar sulfuric. Hahnemanni	Kalkschwefelleber
Hydrastis	Hydrastis canadensis	Kanadische Gelbwurz
Hypericum	Hypericum perfoliatum	Johanniskraut
Ignatia	Strychnos ignatii	Ignatiusbohne

Ipecacuanha	Uragoga Ipecacuanha	Brechwurz
Jaborandi	Pilocarpus microphyllus	Jaborandi
Kalium bichromicum	Kalium bichromicum	Kaliumbichromat
Kalium bromatum	Kalium bromatum	Kaliumbromat
Kalium carbonicum	Kalium carbonicum	Kaliumcarbonat
Kalium jodatum	Kalium jodatum	Kaliumjodat
Kalium phosphoricum	Kalium phosphoricum	Kaliumphosphat
Kalium sulphuricum	Kalium sulphuricum	Kaliumsulfat
Kalmia	Kalmia latifolia	Berglorbeer
Kreosotum	Kreosotum	Kreosot
Lac caninum	Lac caninum	Hundemilch
Lac defloratum	Lac defloratum	Entrahmte Kuhmilch
Lachesis	Lachesis muta	Buschmeister
Ledum	Ledum palustre	Sumpfporst
Lycopodium	Lycopodium clavatum	Bärlapp
Magnesium carbonicum	Magnesium carbonicum	Magnesiumcarbonat
Magnesium muriaticum	Magnesium muriaticum	Magnesiumchlorid
Magnesium phosphoricum	Magnesium phosphoricum	Magnesiumphosphat
Medorrhinum	Medorrhinum-Gonotoxin	Trippernosode
Mercurius solubilis	Mercurius sol. Hahnemanni	Quecksilber
Mercurius corrosivus	Mercurius sublimat. corrosivus	Sublimat
Mezereum	Daphne mezereum	Seidelbast
Millefolium	Achillea millefolium	Schafgarbe
Naja	Naja tripudians	Brillenschlange
Natrium carbonicum	Natrium carbonicum	Natriumkarbonat
Natrium muriaticum	Natrium muriaticum	Kochsalz
Natrium phosphoricum	Natrium phosphoricum	Natriumphosphat
Natrium sulphuricum	Natrium sulfuricum	Glaubersalz
Nux vomica	Strychnos nux vomica	Brechnuß/Krähenauge
Opium	Papaver somniferum	Mohnsaft
Petroleum	Petroleum	Steinöl
Phosphorus	Phosphorus	Gelber Phosphor
Phytolacca	Phytolacca decandra	Kermesbeere
Pilocarpinum muriaticum	Pilocarpinum muriaticum	Pilocarpin
Plantago	Plantago major	Breitwegerich
Plumbum	Plumbum metallicum	Metallisches Blei
Podophyllum	Podophyllum peltatum	Maiapfel
Psorinum	Psorinum	Krätzenosode
Pulsatilla	Anemone pratensis	Kuhschelle

Pyrogenium	Pyrogenium	Fleischfaulsaft
Ranunculus bulbosus	Ranunculus bulbosus	Knollenhahnenfuß
Raphanus niger	Raphanus sativus	Rettich
Rhododendron	Rhododendron chrysanthum	Alpenrose
Rhus toxicodendron	Rhus toxicodendron	Giftsumach
Ruta	Ruta graveolens	Garten-Weinraute
Sabadilla	Sabadilla officinalis	Läusesamen
Sambucus	Sambucus nigra	Holunder
Sanguinaria	Sanguinaria canadensis	Kanadische Blutwurz
Sarsaparilla	Smilax utilis	Stechwinde
Secale	Secale cornutum	Mutterkorn
Selenium	Selenium	Selen
Sepia	Sepia officinalis	Tintenfisch-Tinte
Silicea	Silicea	Kieselsäure
Spigelia	Spigelia anthelmia	Wurmkraut
Spongia	Spongia maritima tosta	Meerschwamm
Stannum	Stannum metallicum	Metallisches Zinn
Staphisagria	Delphinium staphisagria	Stephanskörner/ Rittersporn
Sulphur	Sulfur	Schwefel
Symphytum	Symphytum officinalis	Beinwurz, Beinheil
Tabacum	Nicotiana tabacum	Tabak
Tarentula cubensis	Tarentula cubensis	Cubanische Tarantel
Teucrium	Teucrium marum verum	Katzengamander
Urtica urens	Urtica urens	Brennessel

Weiterführende Literatur

Vithoulkas, Georgos: Medizin der Zukunft. Kassel 1979

—. Die wissenschaftliche Homöopathie.Göttingen, 5. Aufl. 1993

Gypser, Klaus-Henning: Wissenwertes für Patienten über Homöopathie. Heidelberg, 4. überarb. Aufl. 1995

Terlinden, Michael: Was ist Homöopathie? Oberhausen 1991

Coulter, Harris L.: Homöopathische Wissenschaft und moderne Medizin. Hrsg. v. Max Staeudinger. St. Gallen 1991

Register